# Das entscheidende erste Jahr

Wie Sie die natürliche Bewegung Ihres Kindes unterstützen und Fehlhaltungen erkennen und vermeiden können.

**Impressum**



3. Auflage 2026



Printed in Germany.

Gestaltung: Grafikstudio Schmidt-Römhild

Gesamtherstellung: Max Schmidt-Römhild GmbH & Co. KG
Konrad-Adenauer-Str. 4, 23558 Lübeck
E-Mail: info@schmidt-roemhild.de

ISBN 978-3-7950-1941-9

Bibliographische Information der Deutschen Nationalbibliothek

Die Deutsche Nationalbibliothek verzeichnet diese Publikation in der Deutschen Nationalbibliografie; detaillierte bibliografische Daten sind im Internet über http://dnb.d-nb.de abrufbar.

## Zu diesem Buch



## Die Bewegungsentwicklung auf dem Rücken



## Die Bewegungsentwicklung auf dem Bauch

## Die Bewegungsentwicklung zur Seite



## Die Bewegungsentwicklung der Hände

## Die Entwicklung der Sinnesorgane und der räumlichen Wahrnehmung



## Die Entwicklung des zwischenmenschlichen Kontaktes und des Umweltkontaktes

## Meilensteine der normalen Bewegungsentwicklung und Alarmzeichen für Fehlhaltungen im ersten Lebensjahr



## Muss Sitzen geübt werden

# Geleitwort von Dr. med. Friedemann Schulze

Mit der Geburt Ihres ersten Kindes beginnt für die Eltern ein neuer Lebensabschnitt, der nicht nur mit formalen Veränderungen im Alltag verbunden ist. Der Säugling, aber auch Sie selbst, schicken sich an, eine neue Welt kennenzulernen und in ihr zu leben. Wachstum und Entwicklung des jungen Familienmitgliedes wollen verstanden und begleitet sein, und die Fürsorge der Eltern ist verbunden mit der Hoffnung, dass sein Weg ins Leben erfolgreich sein möge. Hierbei erweist sich – unter anderem – der Austausch mit einer erfahrenen Physiotherapeutin als hilfreich, denn er erleichtert das Verständnis für die rasanten Veränderungen, die sich bei Ihrem Kind in kurzer Zeit vollziehen. Frau Zukunft-Huber erleichtert mit einprägsamen Erklärungen, instruktiven Bildern und aussagekräftigen Fallbeispielen den Zugang zur Wahrnehmung von Bewegungsphänomenen, die während des ersten Lebensjahres in gesetzmäßiger Abfolge in Erscheinung treten und auf eine normale, gegebenenfalls aber auch auf eine davon abweichende Entwicklung des Kindes hinweisen. Auf diese Weise vermittelt sie jungen Eltern, aber auch Interessenten bezüglicher Berufsgruppen, zugleich in anschaulicher Weise wesentliche Erkenntnisse namhafter Spezialisten, die unser Wissen über die kindliche Entwicklung in den zurückliegenden zwei Generationen geprägt haben. Möge deshalb das vorliegende Werk zum wertvollen Begleiter werden, der es vielen Eltern ermöglicht, das Entwicklungswunder Ihres Kindes noch bewusster zu erleben und seine Entfaltung sinnvoll zu unterstützen.

*im September 2023*
Dr. med. Friedemann Schulze, Kinderarzt

# Geleitwort von Dr. med. Hartmut Bauer

Dieses Buch ist mehr als nur ein Ratgeber für Eltern.

Es ist die Zusammenfassung wissenschaftlicher Erkenntnisse vermittelt von einer Physiotherapeutin, die sich über viele Jahrzehnte mit allen Strömungen der Entwicklungsneurologie fachlich auseinandergesetzt hat.

Ganz wesentlich ist mir der Hinweis auf das Literaturverzeichnis:

Dieses Buch sollte auch von Kinderkrankenschwestern, Hebammen, Studenten und auch von Ärzten in der Weiterbildung der Pädiatrie gelesen werden und zum Schluss das Verzeichnis zu weiterem Studium verführen.

Außerdem könnte das „Fachpersonal“ die Ängste und Fragen der Eltern besser verstehen, auf Augenhöhe Sozialpädiatrie erleben.

*im September 2023*
Dr. med. Hartmut Bauer
Kinderarzt, ord. Mitglied der Gesellschaft für Neuropädiatrie und Sozialpädiatrie

# Was Sie in diesem Buch erwartet

In diesem neu überarbeiteten Elternbuch wird auf jegliches Eingreifen in den natürlichen Bewegungsdrang verzichtet. Es wird nie eine Haltung vorgegeben, alle Funktionsbereiche werden nur in der Position dargestellt, die das Kind selbst einnimmt. Das Buch umfasst sechs Entwicklungsbereiche:

- die Bewegungsentwicklung auf dem Rücken – zum Sitzen,
- die Bewegungsentwicklung auf dem Bauch – zum Hochziehen in den Stand,
- die Bewegungsentwicklung auf der Seite – zum Laufen,
- die Bewegungsentwicklung des Greifens,
- die Entwicklung der Sinnesorgane (Auge und Ohr) und der räumlichen Wahrnehmung,
- die Entwicklung des zwischenmenschlichen Kontaktes, des Umweltkontaktes.

Von Monat zu Monat wird die Entwicklung im ersten Lebensjahr des Kindes kontinuierlich durch Fotografien veranschaulicht. Dadurch erhält man Einblick in den stufenweisen Aufbau und die dazugehörigen Übergangsformen der normalen Bewegungsentwicklung.

Die Bedeutung der aktiven Bewegung für die Entwicklung der psychischen Funktionen wird durch die Ausbildung des Körperschemas, durch die Orientierungsfähigkeit der Sinnesorgane zur Außenwelt und die daraus resultierenden Greif-Fortbewegungs-und Experimentierversuche verdeutlicht. Systematisch können die Eltern jeden weiteren Entwicklungsschritt verfolgen und die notwendigen Aufbaustufen erkennen.

Grundlagen für dieses Entwicklungsbuch sind neurologisches und psychologisches Erfahrungsgut.

Die neurologischen Bewegungsgrundlagen gründen auf dem Buch „Die zerebralen Bewegungsstörungen im Säuglingsalter“ von *Vojta* und der Tabelle „Das erste Lebensjahr“ von *Vojta*. Das wissenschaftliche Fundament bietet die „Münchner Funktionelle Entwicklungsdiagnostik“ von *Hellbrügge* und Mitarbeitern. Es wurde versucht, die Bewegungsentwicklung in dieses Schema einzuordnen. Die gesetzmäßige, kontinuierliche Bewegungsentwicklung resultiert auf den Beobachtungen von *Pikler*.

Das kognitive Verfahren beruht auf den sensormotorischen Entwicklungsskalen von *Uzgiris/Hunt*, die auf der Lehre *Piagets* basieren.

Dieses Elternbuch soll Mut geben, die Kinder so lange auf dem Boden zu lassen, bis sie sich selber hinstellen und hinsetzen können. Sie können alle Bewegungsabläufe Ihres Kindes anhand der Abbildungen von Monat zu Monat im Buch verfolgen. Da die Bewegungsentwicklung gesetzmäßig verläuft, werden Sie jedes Bewegungsmuster Ihres Kindes wiederfinden und erhalten Einblick über den jeweils erreichten Entwicklungsstand. Sie können dann selbst beurteilen, wann sich z. B. das gesunde Kind selbst hinsetzt.

Die zahlreichen „Tipps für Eltern“ sollen Ihnen Entscheidungshilfen für die jeweiligen alltäglichen Probleme geben.

Die eingearbeiteten „Alarmzeichen im ersten Lebensjahr“ werden den Eltern direkte Beobachtungen über mögliche Klippen der motorischen Entwicklung vermittelt, wann z. B. die Entwicklung einen eventuell pathologischen Weg nehmen könnte. Hier keine Zeit zu versäumen und direkt fachkundige Auskunft zu suchen, darauf weist dieses Buch besonders eindringlich hin.

Behinderte Kinder brauchen eine längere Zeit, bis sie neue Bewegungsabläufe erlernen. Sie können nur auf der Entwicklungsstufe gefördert werden, die sie selbst aus eigenen Kräften erreichen. Verkennt man die vielen notwendigen Übergangsstufen, so läuft man Gefahr, das Kind in eine Bewegungsunsicherheit zu bringen. Muskuläre Verspannungen, Haltungsschäden und Fußdeformitäten können die Folge sein. Hier nichts zu übersehen, ist ein Anliegen dieses Buches.

*Barbara Zukunft-Huber, 2023*

# Zu diesem Buch

## Warum der Titel das erste und entscheidende Jahr?

Mit der Geburt beginnt ein neues selbstständiges Leben. In den ersten zwölf Monaten, bis Ihr Kind frei laufen kann, ist es ganz besonders auf Ihre Zuwendung angewiesen. In diesem Alter nehmen Sie einen erheblichen Einfluss auf die spätere Entwicklung, besonders auch auf die normale Bewegungsentwicklung. Dabei sollten Sie beachten, dass zwischen körperlicher, geistiger und psychischer Entwicklung enge Wechselwirkungen bestehen, sodass Sie über körperliche Anregungen auch Einfluss auf die geistige und psychische Entwicklung Ihres Kindes nehmen.

Oft tauchen Fragen auf: Wie soll ich mein Kind hinlegen – auf den Bauch, auf den Rücken, auf die Seite? Wie lange soll ich mein Kind in einer Tragevorrichtung tragen?

Soll das Kind hingesetzt werden oder kommt es auch alleine zum Sitzen?

Im ersten Lebensjahr werden den Eltern zur Bewegungsentwicklung ihrer Kinder gewöhnlich folgende Fragen gestellt: „Kann Ihr Kind sitzen?" oder „Kann Ihr Kind stehen?"

Zur Bewegungsentwicklung ihrer Kinder werden Sie nicht gefragt: „Nimmt es seine Füße in die Hände?" oder „Kann es sich vom Rücken auf den Bauch drehen?" oder „Kann es robben oder krabbeln?"

Bevor Ihr Kind sich aus eigenen Kräften hinsetzt oder hinstellt, hat es im ersten Lebensjahr gesetzmäßige Bewegungsabläufe entdeckt, die ihm angeboren sind. Diese normalen Bewegungsabläufe nicht zu unterbinden oder sogar zu verhindern, wird hier in Wort und Bild veranschaulicht.

Dieses Buch soll die Harmonie einer „störungsfreien" Entwicklung aufzeigen. Es soll den Eltern Geduld vermitteln, damit die Kinder sich nach ihren eigenen Gesetzen entwickeln können.

## Entwicklungstheorien

In den letzten Jahren wurden zur Entwicklung und Entwicklungsbeurteilung zwei Theorien diskutiert.

## Das erste Entwicklungsmodell

### Das genetisch verankerte Entwicklungsmodell *(*Gesell, **Pikler, ***Vojta)*

Das erste Entwicklungsmodell basiert auf der ungestörten, individuellen Entwicklung des Kindes, wie Gesell dies schon in der Vergangenheit dokumentiert hat. Diese Entwicklung haben, unabhängig voneinander, sowohl *Pikler* als auch *Vojta* beschrieben und wird als genetisch verankert angesehen.

## Bewegungsentwicklung nach Pikler und Vojta

Betrachtet man die Bewegungsentwicklung nach Pikler und Vojta, wird deutlich, dass beide auf passives Hochziehen zum Sitzen und Hinstellen verzichten. Sie beschreiben die Entwicklung so, wie der Säugling diese eigenverantwortlich gestaltet. Obwohl Pikler und Vojta sich nie kennengelernt haben, beschrieben beide ein nahezu identisches Bewegungsverhalten in Reihenfolge und Zeiteinteilung. Sie sahen die eigenständige Bewegungsentwicklung folgendermaßen:

... *4 1/2 Monate: rollt auf die Seite*
... *6 1/2 Monate: dreht sich von Rücken- in die Bauchlage*
... *7 Monate: dreht sich vom Bauch- in die Rückenlage*
... *8 Monate: robbt bzw. kriecht auf dem Bauch*
... *9-10 Monate: krabbelt koordiniert*
... *10 Monate: setzt sich auf und kann sich hinsetzen*

Pikler und Vojta geben an, dass die Kinder seitlich an Gegenständen gehen und von alleine zum Sitzen und zum Laufen kommen. Zudem hat Pikler gemessen, wie lange die Kinder sich in den einzelnen Ausgangsstellungen aufhielten, um zur nächsten Position zu gelangen, und stellte fest, dass Kinder, die sich über das Krabbeln eigenständig hinsetzten, nicht länger als 10 Minuten auf der Stelle blieben. Pikler hat bei keinem der 722 beobachteten Kinder ein Po-Rutschen gesehen, obwohl dies bei anderen Autoren beschrieben worden ist. Sie stellte fest, dass alle Kinder anfangen zu krabbeln, bevor sie sich hinsetzen und zum Gehen kommen.

### Das zweite Entwicklungsmodell

## Das adaptiv epigenetische Entwicklungsmodell (umweltbedingte, angepasste) (Grenzstein-Konzept 1989)

**** *(Michaelis/Niemann, Largo, Karch, Schlack)*

Dieses Modell ist in der Organisation der neurobiologischen und neurologischen Basisstrukturen zu sehen, wobei die verschiedenen

---

* *Arnold Gesell war Psychologe und Kinderarzt und Mitbegründer der Entwicklungspsychologie.*

** *Emmi Pikler ist der Name einer ungarischen Kinderärztin. Sie hat wissenschaftlich die spontane Bewegungsentwicklung, ohne jegliches Eingreifen der Erwachsenen, wie zum Beispiel passives Hinsetzen von Säuglingen erforscht.*

****Václav Vojta ist Professor und der Name eines Neurologen und Kinderneurologen. Die nach ihm benannte Methode wird bei Bewegungsstörungen angewandt. Er hat ein frühdiagnostisches Programm entwickelt.*

Entwicklungsabläufe adaptiv und individuell auf Umweltbedingungen, in denen das Kind aufwächst, reagieren. So wird beispielsweise das Po-Rutschen (Shuffeln) als genetisch verankert angesehen, das Krabbeln jedoch ausgelassen.

Heute wird dieses epigenetische Modell propagiert, das sogenannte Entwicklungsschienen aufweist. Dies bedeutet, dass Kinder sich unterschiedlich entwickeln und interindividuelle Verschiedenheiten in sich haben. Kinder müssen nicht unbedingt krabbeln, damit sie zum Laufen kommen. In anderen Kulturen, zum Beispiel bei den nordamerikanischen Prärie-Indianern, werden Säuglinge auf einem Wickelbrett festgebunden und unterscheiden sich trotzdem später nicht von anderen Kindern. Spätestens mit 18 Monaten können alle laufen.

## Das sog. Grenzstein-Konzept

Die in der Literatur aufgeführten Hinweise, dass Kinder mit sechs Monaten sitzen und bis neun Monaten sitzen können sollen, basiert auch auf einer Querschnittuntersuchung an 3.831 gesunden Kindern mittels Fragebogen in Europa. Diese Studie zeigte, dass 50 Prozent der untersuchten Kinder mit sechs Monaten und 100 Prozent der Kinder mit neun Monaten frei sitzen konnten. Wobei nicht gefragt worden ist, wie hat sich ihr Kind hingesetzt, sondern wann sitzt ihr Kind?

Um unnötige Behandlungen zu vermeiden, legten Michaelis und Niemann für die Körpermotorik der ersten 18 Monate folgende Grenzsteine fest:

- *„3. Monat: sicheres Kopfheben in Bauchlage, Abstützen auf die Unterarme"*
- *„6. Monat: beim langsamen Hochziehen zum Sitzen werden die Arme angebeugt, der Kopf wird in Rumpfebene gehalten"*
- *„9. Monat: sicheres, zeitlich nicht beschränktes freies Sitzen mit geradem Rücken und guter Kopfkontrolle, ein ausschließlicher Langsitz ist noch nicht einzufordern"*
- *„12. Monat: Stehen gelingt sicher mit Festhalten an Möbeln und Wänden"*
- *„15. Monat: Gehen und Festhalten an Händen der Erwachsenen oder an Möbeln und Wänden"*
- *„18. Monat: freies Gehen mit sicherer Gleichgewichtskontrolle"*.

---

**** *Richard Michaelis/Gerhard Niemann, Dieter Karch, Hans Georg Schlack, Remo Largo sind Professoren der Kinderheilkunde, sie haben sich gegen die Frühdiagnostik von Vojta entschieden und ein anderes Entwicklungsmodell kreiert.*

## Therapeutische Konsequenzen

Man muss hier feststellen, dass der Grenzstein für das Sitzen nicht auf der Eigenbewegung des Säuglings beruht. Es ist nicht beschrieben, wie die Säuglinge sich hinsetzten und wieder zurückkamen. Bei der Beurteilung werden die Kinder oftmals zum Sitzen hochgezogen. Zudem wird eine unbegrenzte Zeitdauer angegeben.

Es geht bei dieser Diskussion um therapeutische Konsequenzen, ab wann ein Kind als auffällig gilt und behandelt werden muss.

## Warum ist das Grenzstein-Konzept zur Beurteilung des Kindes ungenügend?

Zurzeit werden gesunde Kinder zur Therapie überwiesen, da sie den Grenzstein des Sitzens mit neun Monaten noch nicht erreicht haben. Andere Kinder, die schon mit sechs Monaten hingesetzt werden und dann aber auf der Stelle verbleiben, stagnieren in ihrer Entwicklung oder rutschen auf dem Po vorwärts. Sobald sie wieder auf dem Boden liegen und nicht hochgenommen werden, durchlaufen diese Kinder alle Entwicklungsschritte gesetzmäßig. Auf Seite 222 werden dazu drei Fallbeispiele beschrieben.

## Kritische Betrachtung zum Grenzsteinmodell

- Der Grenzstein mit drei Monaten „Sicheres Kopfheben in Bauchlage, Abstützen auf die Unterarme“ ist unvollständig. Es fehlt die Gewichtsverlagerung zum Becken, das Verschwinden der Beugehaltung des Beckens und die Beschreibung der Beine. Das gesamte Bewegungsmuster des Säuglings wird nicht berücksichtigt. Ein bestehender pathologischer Befund, das Collis-Beckenzeichen kann nicht festgestellt werden.
- Der Grenzstein mit sechs Monaten „Beim langsamen Hochziehen zum Sitzen werden die Arme angebeugt, der Kopf wird in Rumpfebene gehalten“ ist unvollständig. Der Säugling hat ein gesamtes Bewegungsmuster und deshalb sollten unbedingt die Beine mit beobachtet werden (*VOJTA*). Bei ständiger Streckung der Beine muss eine Therapie eingeleitet werden. Nur das gesamte normale Bewegungsmuster gibt diagnostische Rückschlüsse.
- Unterschiedliche Entwicklungssequenzen sind kein Hinweis für eine Pathologie. S. 222 Fallbeispiele
- Ohne Fremdeinwirkung (z. B. Hinsetzen) durchlaufen Kinder eine gesetzmäßige, genetisch verankerte Entwicklung, siehe Pikler und Vojta.
- Kinder benötigen keine Therapie, wenn sie mit neun Monaten noch nicht sitzen können. S. 222 Fallbeispiele

- Nur mit der gesetzmäßigen, individuellen Entwicklung kann das motorische Alter auch bei Kindern mit Bewegungsstörung ermittelt werden.

Vor Jahrzehnten wurde und wird heute noch in der Physiotherapie Krabbeln und Hochkommen zum Sitzen und Stehen geübt. Vojta war der Meinung, dass das Sitzen für Kinder eine Sackgasse ist. Sitzen macht die Kinder bewegungsärmer, sie kommen zum Laufen, aber einige drehen sich nicht vom Rücken auf den Bauch und überspringen das Krabbeln. Nur aus der Beobachtung der Bewegungsentwicklung kann man Auffälligkeiten entdecken, die man bei einem hingesetzten Kind nicht sieht.

## Die normale, ungestörte Bewegungsentwicklung

Anhand von gewissen Bewegungsmustern kann man sogar das Alter, hier motorisches Entwicklungsalter genannt, abschätzen. Zeigt ein Kind zum Beispiel den „Hand-Becken-Stütz", so ist es von der Bewegung her gesehen ein halbes Jahr. Dreht sich das Kind zu beiden Seiten vom Rücken auf den Bauch, so wird es als ein sieben Monate altes Kind angesehen. Diese Werte wurden durch Untersuchungen an 1.000 Kindern festgehalten (*„Münchener funktionelle Entwicklungsdiagnostik"*****).* Zeigen 90 % der untersuchten Kinder mit sechs Monaten den „Hand-Becken-Stütz", so wird dies die Norm für ein halbes Jahr. Dabei sollte man beachten, dass einige Kinder diese gesetzmäßigen Entwicklungsstufen früher und andere erst einige Wochen später erreichen. Für Frühgeborene gilt die Regel, dass die Zeit des zu früh Geborenseins vom Lebensalter abgezogen werden darf. (*Brandt*******).

Die Entwicklung zum Vierfüßlerstand wird in allen Büchern aus der Bauchlage aufgezeigt. Schon aufgrund dieser Körperlage wird das Kind angeregt, seinen Kopf zu heben. Auf dem Bauch lernt es, sich zu stützen, aufzurichten und vorwärts zu kommen. Bis das Kind Krabbeln kann, übt es in den ersten Monaten sein Gleichgewicht mit Stütz- und Beweglichkeitsübungen.

*Dieses Training sollte nicht durch frühzeitiges Hinsetzen gestört werden.*

Pikler hat bei ihren Studien über die Bewegungsentwicklung von Säuglingen festgestellt, dass alle Kinder krabbeln, wenn sie nicht vorzeitig von Eltern und Großeltern hingesetzt werden.

*Warten Sie also ab, bis Ihr Säugling krabbelt, bevor Sie ihn frei hinsetzen. Setzen Sie das Kind nicht mit Kissen unterstützt hin.*

---

***** *Die Münchner funktionelle Entwicklungsdiagnostik, (zitiert als MFED) wurde von Theodor Hellbrügge und Mitarbeitern entwickelt. Sie dient zur Diagnostik im ersten Lebensjahr.*

****** *Ingeborg Brandt ist der Name einer Kinderärztin. Sie hat die Griffiths-Entwicklungsskalen für Deutschland bearbeitet.*

In den letzten Jahren wurde zunehmend Kritik an dem gesetzmäßig genetisch verankerten Entwicklungsmodell (*Pikler, Vojta*) genommen. Nach Ansicht von den Kinderneurologen *Michaelis/Niemann (Karch, Schlack und Largo*) wurden zu viele gesunde Kinder zur Therapie geschickt, nur weil diese zum Beispiel nicht krabbelten.

Aus meiner jahrzehntelangen Erfahrung bei der Behandlung mit Säuglingen und Kleinkindern habe ich bemerkt, dass der Erfolg der Therapie vom frühen Beginn der Behandlung abhängig ist. Kommt ein Säugling z. B. mit einem Schiefhals im Alter von 10 Tagen zur Behandlung, dann benötigt man etwa 7 Monate Behandlung, damit der Kopf wieder gerade ist.
S. dazu (www.zukunft-huber.de unter Veröffentlichungen: Physiotherapie Physiotherapeutische Behandlung bei Plagiozephalus. Frühzeitige Therapie ist empfehlenswert.)

Kommt das Kind mit der gleichen Schiefhaltung des Kopfes erst im Alter von zwei Monaten, dann dauert die Behandlung etwa 12 Monate.

Bei Kindern mit Bewegungsstörungen kann sogar der späte Zeitpunkt des Behandlungsbeginn freies Laufen unmöglich machen.
S. dazu (www.zukunft-huber.de unter Veröffentlichungen: Physiotherapie bei neurologisch bedingten Bewegungsstörungen im Kindesalter zwei Behandlungsverläufe mit unterschiedlichem Therapiebeginn.)

Damit Eltern früh genug Fehlentwicklungen erkennen können, wurden Tipps in dem Buch eingearbeitet, um früh genug eine fachkundige Auskunft einzuholen.

## Die Rückenlage als Voraussetzung zum Sitzen

Für die Entwicklung auf dem Rücken fehlen in den meisten Entwicklungsbüchern Bewegungsanalysen.

Bei genauer Betrachtung der Rückenlage kann ein Bezug zum späteren Sitzen hergestellt werden.

Unter dem Aspekt der Bewegungsentwicklung werden die ersten drei Monate als die Phase der „ungerichteten Massenbewegungen“ bezeichnet. In diesem Alter ist der gesamte Körper an den Bewegungen beteiligt. Arm- und Beinbewegungen sind noch ungeordnet und eckig, es fehlt die Zielbezogenheit. Dies bedeutet für den Säugling, dass seine Lage auf dem Rücken noch unsicher und unstet ist.

Klatscht man z. B. bei einem Neugeborenen auf die Unterlage, so antwortet er mit Abstreckreaktionen der Arme und Beine, danach mit anschließender Beugung der Arme und Beine, wie bei einer Umklammerung, die Moro- Reaktion, Vojta nennt dies die holokinetische Phase.

Erst mit Hilfe der Blickfixierung gelingt es dem Säugling, seinen Kopf in der Mitte zu halten. Dadurch kommt Stabilität in den unruhigen Haltungshintergrund. Bei seinen Greifbemühungen streben Arme und Beine aber noch vom Körper weg. Da diese Bewegungen immer noch ungerichtet sind und der gesamte Körper an den Bewegungen beteiligt ist, nennt man dies auch Massenbewegungen. Vojta nennt dies die dystone Phase.

- Mit drei Monaten lernt der Säugling sich auf dem Rücken sicher zu halten und zielgerichtet zu greifen. Er nimmt beide Hände vor sein Gesicht und in den Mund (Hand-Hand-Zusammenspiel) und beugt gleichzeitig beide Beine an. Dabei können die Füße die Unterlage noch berühren oder werden in die Luft angehoben *(Vojta)*.
- Mit vier Monaten ist die Rückenlage eine Unterstützung für die Arm- und Beinbewegungen des Säuglings. Der Nacken und der Oberkörper sind gestreckt, beide Beine abgespreizt, nach außen gedreht und gebeugt. Betrachtet man dieses „Muster“ unter dem Gesichtspunkt des Sitzens, so sitzt der Säugling in liegender Haltung.
- Mit fünf Monaten wird dieses Sitzen perfekter. Er betastet liegend seine Oberschenkel, sieht seine Füße an, die Sitzhaltung ist vollständig. Sein Rumpf kann durch den sicheren Halt auf der Unterlage nicht schief werden.
- Mit sechs Monaten nimmt der Säugling seine Füße in die Hände, mit sieben Monaten in den Mund. Bei dieser Bewegung findet eine Körpergewichtsverlagerung statt. Sein Gewicht verlagert er zum Kopf hin. Dabei dehnt sich vor allem die Lendenwirbelsäule und die Halswirbelsäule wird gekräftigt.

Erst wenn das Kind alle diese Bewegungsmuster liegend beherrscht und seine Muskeln kräftig genug sind, richtet es sich über die Seite erstmals auf. Dabei schiebt es sich mit den Armen seitlich hoch und entdeckt so den „schrägen Sitz“ (*Vojta*).

## WARNHINWEIS

**Wird der Säugling vor dieser Zeit in seiner Bewegungsentwicklung gestört, d. h. zu früh passiv hingesetzt, so besteht Gefahr für seine körperliche und seelische Gesundheit.**

Viele Kinder bleiben dann in ihrer normalen Bewegungsentwicklung zurück, obwohl sie neurologisch gesund sind (s. S. 222). Wichtige Bewegungsabläufe auf dem Rücken, Bauch oder Seite können sie sitzend nicht erlernen. Auf dem Rücken fehlt ihnen das Bauchmuskeltraining und die Gewichtsverlagerung zum Kopf, auf dem Bauch hat der Säugling keine Übung für seine Rückenstreckmuskulatur, auf der Seite wird ihm die Stärkung der seitlichen Rumpfpartie genommen. Die frühe Sitzhaltung bedeutet eine Überforderung der Wirbelsäule. Sie kann die Last des Körpers in der Senkrechten noch nicht tragen, Fehlhaltung der Wirbelsäule können die Folge sein.

Durch das passive Hinsetzen werden die Säuglinge faul und abhängig vom Erwachsenen. Eigenständig kommen sie aus der Sitzhaltung nicht mehr zurück auf den Boden. Sie überspringen die Krabbelphase und finden kein Zutrauen zu ihrer eigenen spontanen Bewegungsentwicklung.

Besonders gefährlich wirkt sich das passive Hinsetzen für Kinder mit Bewegungsstörungen aus. Sie benötigen für ihre Bewegungsentwicklung eine längere Zeit als die normal entwickelten Kinder.

Hinzu kommen pathologische Haltungsmuster, die sich bei der Bewegung auf ebenem Boden wenigstens nicht so deutlich verstärken. Jede Pathologie verfestigt sich in der Senkrechten. Setzt man z. B. ein Kind mit spastischer Diparese auf den Stuhl, obwohl es diese höhere Position aus eigener Kraft noch nicht erreichen kann, so ist der Rumpf schon nach kurzer Zeit schief, seine Beine werden durch die unsichere Lage steifer, seine Bewegungsstörung wird schlimmer. Die Wirbelsäule kann sogar verkrümmen. Es muss also genau abgewogen werden, welchen Vorteil das Sitzen diesem Kind verschaffen soll, um diese Verschlimmerung zu rechtfertigen.

### Warum Wippliegen und Autoschalen mit Vorsicht zu genießen sind

Mit der Vorstellung, bequem und entwicklungsfördernd zu sein, wurden Wippliegen entwickelt. Durch die Schrägstellung des Rückenteils kommt der Säugling in eine Sitzhaltung. Dabei kann das Körpergewicht nicht, wie dies im Liegen auf dem Rücken der Fall ist, zum Kopf hin verlagert werden, sondern es wird auf die Lendenwirbelsäule gepresst. Der untere Teil der Wirbelsäule wird dadurch gestaucht. Wirbelsäulenfehlhaltungen können die Folge sein. Ungünstig wirkt sich das Gerät auch auf die Bewegungsentwicklung der Beine aus. Die wichtige Beugehaltung der Beine ist nicht möglich. Es wird eher eine Streckung eingeübt, die in den ersten Monaten schädlich ist.

Immer wieder bringen Eltern Kinder in die physiotherapeutische Kinderpraxis, die Entwicklungsrückstände oder Schiefhaltung der Wirbelsäule zeigen. Bei genauer Betrachtung haben diese Kinder keine ZKS (= zentrale Entwicklungsabweichung). Diese Kinder reagierten auf die äußere Handhabung mit der schiefen Haltung und dem Entwicklungsrückstand, sie wurden zu früh hingesetzt oder in der Wippliege oder Autoschale aufbewahrt. Sie benötigen dann keine spezielle Physiotherapie, sondern die Eigenbewegung auf dem Boden. Da diese Kinder sich an die höhere Position gewöhnt haben und auf den Boden zurückgelegt, bald anfangen zu weinen, ist diese Umgewöhnungsphase für Eltern nicht einfach. Wird diese Umgewöhnungsphase überstanden, dann verlieren diese Kinder die Schiefhaltung der Wirbelsäule meist aus eigenen Kräften und holen den Entwicklungsrückstand selbstständig auf. Siehe drei Fallbeispiele s.S. 222

## Die normale Bewegungsentwicklung auf dem Bauch

Der junge Säugling liegt in gebeugter Haltung. Diese Beugung betrifft die Arme und Beine. Da das Becken durch die starke Beugung der Beine von der Unterlage abgehoben ist, ruht das Körpergewicht des Säuglings auf der Wange, der Brust und den seitlich liegenden Unterarmen. Jedes Neugeborene kann den Kopf nach rechts und links drehen.

Fängt er an zu fixieren, so wächst sein Interesse an der Umwelt, und er hebt den Kopf kurz hoch. Dabei verlagert er den Schwerpunkt in Richtung Füße. Die Gleichgewichtsregulation beginnt.

- Ab dem dritten, vierten Monat hält das Kind sein Gleichgewicht. Voraussetzung dafür ist, dass beide Ellbogen vor der Schulterlinie liegen, die starke Beugehaltung im Becken nachlässt und das Körpergewicht auf dem Bauch liegt. Mit drei Monaten verlagert es sein Körpergewicht von der Brust zum Bauch. Dieses Bewegungsmuster ist der „Ellbogen-Becken-Stütz“, und nur aus dieser Lage heraus kann das Kind seinen Kopf frei bewegen. Hebt es mit vier Monaten einen Arm hoch, so stützt es sich auf den liegenden Ellbogen ab und verlagert das Gewicht zur Seite. Für diese schweren Gleichgewichtsübungen benötigt es natürlich eine ebene, stabile Unterlage, am besten eine warme Decke oder Matte auf dem Boden. Damit es gerne auf dem Boden liegt, sollte ein Spiegel vor dem Kind stehen.
- Im Laufe der nächsten Monate richtet das Kind sich immer höher auf. Es streckt mit sechs Monaten seine Ellbogen durch und stützt sich auf die geöffneten Hände. Wieder findet dabei eine Verlagerung des Körpergewichtes statt, nämlich zum Becken und mit Streckung der Hüften. Dies nennt man den „Hand-Becken-Stütz“.
- Mit sieben Monaten ist die Stützfunktion der Arme so stark, dass das Kind sich rückwärts schiebt. Streckt es dabei den gesamten Körper

durch, so tragen Hände und Oberschenkel das Gewicht. Fast wie von selbst lernt das Kind, seine Beine zu belasten und übt die Streckung der Hüften. Die seitliche Gewichtsverlagerung trainiert es mit dem „Einzel-Hand-Beckenstütz“.

- Kann es mit acht Monaten beim Rückwärtsschieben das Becken von der Unterlage abheben, entdeckt es den „Hand-Knie-Stütz“, die sog. Rocking-Position. Für das Krabbeln fehlt dem Kind aber noch die seitliche Gewichtsverlagerung. Diese trainiert es auf dem Bauch durch das „Körperkreisen“. Es dreht sich dabei auf dem Bauch um seinen Nabel nach rechts und links. Beherrscht nun das Kind auf dem Bauch die Gewichtsverlagerung zur Seite und nach hinten, so entwickelt es die Vorwärtsbewegung. Die meisten Kinder robben mit neun Monaten. Mit Hilfe des gebeugten Unterarmes zieht es seinen Körper auf dem Ellbogen zur Seite nach vorne. Diesen Bewegungsablauf wird es später beim Hochziehen zum Stand übernehmen. Die Beine beteiligen sich dabei noch wenig. Erst beim Kriechen drückt es sich mit einem Bein seitlich nach vorne, während das andere Bein gebeugt wird. Später wird es mit diesem Bewegungsmuster sich zum Stand hochziehen und schieben.
- Mit zehn Monaten entdeckt das Kind den „Vierfüßlerstand“. In dieser Haltung schaukelt es in der Längsrichtung hin und her. Es belastet dabei im Wechsel Hände und Knie. Über den schrägen Sitz entdeckt das Kind Krabbeln. *Werden die Kinder nicht hingesetzt, so überspringen sie die Krabbelphase nicht.* Hat es dabei genügend Sicherheit gewonnen, so entdeckt es den „Hand-Fuß-Stütz“. Es stützt sich dabei auf die Hände und Füße, streckt seine Knie und hebt den Po hoch. Es geht dann wie ein Bär mit durchgestreckten Armen und Beinen auf Hand- und Fußflächen vorwärts. Aus dieser Haltung kommt es auch zum Stand.

Die freie Bewegung auf dem Bauch ist also für Ihr Kind sehr wichtig. Dort lernt es, sich aufzurichten, auf die Arme zu stützen, seine Beine zu belasten, den Vierfüßlerstand und später den Hand-Fuß-Stütz und das Stehen.

## Die Seitenlage als Voraussetzung zum Laufen

Die Bewegungsentwicklung auf der Seite wird in der Literatur wenig beachtet. Es fehlen Normen.

Betrachtet man die Seitenlage mit all ihren Bewegungsmustern, so stellt man fest, dass dort Bewegungselemente des Laufens zu finden sind, dass das Kind liegend sogar „läuft“.

- Erst mit vier Monaten rollt sich das Kind vom Rücken auf die Seite. Dies gelingt ihm aber nur, wenn es beide Beine gleichzeitig vor seinem Körper abgespreizt beugt. Bei diesem ersten Seitrollen bleibt der Kopf noch auf dem Boden liegen, Arme und Beine hält es dabei vor seinem Körper. Es gelingt ihm noch nicht, auf dem Bauch zu kommen.

- Seit der Diskussion über den frühen Säuglingstod werden die Kinder schon vor dem aktiven Seitrollen auf die Seite gelegt. Dies ist für die Hüftentwicklung nicht ganz ungefährlich, da die Hüftabspreizmuskulatur noch nicht arbeitet. Besser ist es die Säuglinge zum Schlafen auf den Rücken oder Rücken/Seite zu legen. Dabei soll das unten liegende Ärmchen vor dem Körper liegen. „Es gibt keine Belege für das Vorurteil, dass Säuglinge in Rückenlage mehr gefährdet sind, an Erbrochenem zu ersticken, als in Bauchlage zu (Faltblatt „Das Risiko des plötzlichen Säuglingstodes mindern", NRW). Ist er wach, dann ist die Bauchlage empfehlenswert, da diese bei schiefer Wirbelsäule therapeutisch wirkt (*Mau********).

## Ursache des plötzlichen Säuglingstods

Die australische Biomechanikerin Carmel Therese Harrington hat mit Ihrem Team des Kinderkrankenhauses Westmead in Sydney offenbar die Ursache des plötzlichen Kindstodes gefunden. Scheinbar ist es ein angeborener Enzymmangel im Blut. Das Enzym heißt Butyrylcholinesterase (BChE). Es ist wichtig für die Kommunikation im Gehirn. Zu wenig Enzym BChE könne den Erregungsweg, zwischen Atmung und Schlaf, des Gehirns beeinflussen. Es verhindert, dass die Säuglinge aufschrecken, wenn die Atmung aussetzt. Das erkläre auch, warum der Säuglingstod im Schlaf auftrete. Bei Kindern, die am plötzlichen Kindstod starben, war die Aktivität des Enzyms BChE deutlich niedriger. Ein Test soll entwickelt werden.

- Mit fünf Monaten kommt beim „Auf-der-Seite-Liegen" eine seitliche Beckenbewegung hinzu. Durch die seitliche Beckenbewegung nach hinten und vorne vergrößert sich der Bewegungsradius der Beine, das Hüftgelenk kann als Kugelgelenk in Anspruch genommen werden (*Vojta)*. Sieht man genau hin, so findet eine Beindifferenzierung statt. Das obere Bein wird mehr gebeugt, das untere mehr gestreckt.
- Mit sechs Monaten, wenn das Kind sich über die Seite vom Rücken auf den Bauch dreht, ist das Laufmuster im Liegen auf der Seite ausgeprägt. Es hebt seinen Kopf, stützt sich auf die untere Schulterpartie, die untere Rumpf- und Beckenhälfte und das unten liegende gestreckte Bein. Der

******* *Hans Mau war Kinderorthopäde und hat festgestellt, dass ein entstandener Lageschaden auf dem Rücken sich auf dem Bauch verbessert.*

obere Arm zieht gezielt zur anderen Seite, die obere Rumpfhälfte ist zusammengezogen, das Becken schräg gestellt, das obere Bein gebeugt. Die untere Seite ist die stützende, die obere Seite die bewegliche. Die Beine bewegen sich im Schreitautomatismus.

- Mit sieben Monaten kann es sich zu beiden Seiten gleich gut drehen. Ständig wechselt es Stütz- oder Spielseite, je nachdem, zu welcher Seite es sich dreht. Die untere Seite ist die Stütz-, später die Standbeinphase, die obere Seite die – fortbewegende – Spielbeinphase. Auf diese Weise werden alle Muskelgruppen im Liegen für das Laufen trainiert. Das Kind „läuft" also beim Drehen über die Körpermitte zur anderen Seite.
- Dreht sich das Kind im achten Monat vom Bauch auf den Rücken, so vollzieht es eine Gegenbewegung von Schulter- und Beckengürtel, eine Drehung der Wirbelsäule. Diese Gegenbewegung haben wir automatisch beim Gehen.

Beim Drehen auf dem Bauch um seine Körperachse (Achse = senkrechte Linie durch den Nabel) entdeckt das Kind die Seitenlage. Oft bleibt es auf der Seite wie ein „liegender Gartenzwerg". In dieser Haltung stützt es sich auf den unteren Ellbogen, während es mit dem freien Arm spielt. Das untere Bein liegt gestreckt und ist belastet, dass obere Bein benützt es vor dem Körper gebeugt zum Balancieren. Den Rumpf hält es auf der Seite im Gleichgewicht. Das Kind übt so die Laufbewegungen weiter ein.

Es trainiert liegend alle Voraussetzungen für sein späteres Laufen und kommt dann erst in die Aufrichtung zum Kniestand.

## Tipp für Eltern

Wird vor der Zeit in die Bewegungsentwicklung von außen eingegriffen, d. h., das Kind passiv hingestellt, so könnte dies negative Folgen für seine Beinentwicklung haben. Eine zu früh provozierte Streckhaltung der Beine, die sich liegend verbessern könnte, kann eine falsche Streckbewegung (Extensorstoß) der Beine verstärken. Der gesunde Säugling streckt seine Knie erst mit sieben Monaten. Zehenspitzenstand- und gang oder Fußfehlhaltungen können die Folge sein.

Jedes Kind stellt sich erst dann auf, wenn es die Voraussetzung dafür liegend eingeübt hat.

Aus der Vorstellung heraus, dass Kinder in der senkrechten Haltung stehen und laufen lernen sollen, werden Babyhopser und Lauflerngeräte verwendet. Mit ihnen werden dem Kind wichtige Bewegungsabläufe, wie „zum Stehen hochkommen“ und dann im Stehen „die Balance halten“ abgenommen. Dies sind aber wichtige Voraussetzungen für die Gleichgewichtsreaktionen zum späteren Laufen.

Kinder brauchen für ihre Bewegungsentwicklung keine Geräte. Geräte nehmen dem Kind seinen natürlichen Bewegungsdrang, behindern sie in der Bewegungsentwicklung und können zu Fehlhaltungen führen.

## Liegen als Voraussetzung für die Greifentwicklung

Der junge Säugling kennt noch keine isolierten Bewegungen. In den ersten Monaten reagiert er auf äußere Reize mit unkontrollierten Bewegungen der Arme und Beine.

- Mit fortschreitender Gehirnentwicklung lernt er, seinen Körper zu halten, und kann sicher auf dem Rücken liegen. Am Ende des dritten Monats liegt das Kind gerade auf dem Rücken. Weil Kopf, Rumpf und Po fest auflegen, hat es sicheren Halt. Deshalb kann es die Arme und Beine vor seinem Körper heben. Es spielt mit seinen Händen vor dem Gesicht, betrachtet sie und steckt sie in den Mund. Die Beine sind locker, gebeugt, nach außen gedreht und abgespreizt.
- Reicht man einem vier Monate alten Säugling eine Rassel von der Seite, gleichgültig von welcher, so bewegt er die halb geöffnete Hand in Richtung des Gegenstandes. Das Kind ergreift die Rassel, nimmt sie vor sein Gesicht, führt die andere Hand auch an die Rassel und steckt sie in den Mund. Dieses erste Greifen zur Seite geschieht noch mit einem Faustgriff, wobei der Handteller zu den Füßen sieht (MFED). Man spricht auch von einem ulnaren Greifen. Wieder ist bei diesem Spiel der ganze Körper mitbeteiligt. Der Oberkörper liegt gestreckt, die Beine sind in Hüfte und Knie nach außen gedreht gebeugt und die Füße berühren sich in der Luft. Nicht nur die Hände, sondern auch die Füße greifen.
- Mit fünf Monaten kann es sein Gleichgewicht auf dem Rücken sehr gut halten. Die Haltung auf dem Rücken gleicht der Sitzhaltung. Der Rücken ist gestreckt, und die Beine in der Luft angewinkelt. Mit dieser sicheren Ausgangsbasis greift es immer sicherer. Es wechselt den Klotz vor seinem Körper von einer Hand in die andere, wobei es seinen Daumen am Greifen mitbeteiligt (MFED).
- Im sechsten und siebten Monat greift es nach seinen Füßen. Dieses gelingt ihm aber nur, wenn es liegt, denn es muss dabei sein Körpergewicht zum Kopf hin verlagern können.
- Mit einem halben Jahr dreht sich der Säugling vom Rücken auf dem Bauch. Dabei verlagert er sein Körpergewicht zur Seite und greift mit

der Hand über die Körpermitte zur anderen Seite. Damit beginnt das radiale Greifen (*Vojta*). Für seine Gleichgewichtsübungen benötigt er wieder eine feste, ebene Unterlage.

- Mit acht Monaten spielt er gerne auf der Seite. In dieser Haltung stützt er sich auf den unten liegenden Ellbogen, hält seinen Rumpf auf der Seite und belastet seinen unteren Oberschenkel. Durch diesen sicheren Halt kann er den freien Arm in die Luft strecken und mit der Hand nach oben greifen. Mit dieser Armstreckung beginnt die Feinmotorik der Hand (*Vojta*). Er greift ein Plättchen nur mit Mittel-, Zeigefinger und Daumen. Das Plättchen liegt mehr radial und näher den Fingerspitzen (MFED).

Erst jetzt hat er alle Voraussetzungen für neue Fingerfertigkeiten. „Die Reifung der Greifbewegung schreitet von den großen Muskeln der Schulter und des Oberarmes zu den feineren des Handgelenks, Daumens und Zeigefingers vorwärts" (Halverson, MFED).

Um all diese Fingerfertigkeiten beherrschen zu lernen, benötigt er freien Bewegungsraum auf dem Boden, keine vorgegebenen Haltungen, wie z. B. das passive Hinsetzen.

Üblicherweise wird die Greifentwicklung des Kindes auf dem Schoß der Mutter getestet, obwohl es sich noch nicht selber hinsetzen kann. Beachtet man nun all die wichtigen Kriterien zur Greifentwicklung, wie z. B. das Über-die-Mitte-Greifen oder das nach oben Greifen, so ist es sicherlich hilfreich, das Kind liegend zu testen.

Besonders sollte dies bei der Behandlung behinderter Kinder berücksichtigt werden. Übt man im Sitzen feine Greifbewegungen, so kann das Kind nie die wichtige Voraussetzung für das radiale Greifen wie „Über die-Mitte-Greifen" trainieren. In der Sitzposition gebraucht es nur einen kleinen Aktionsradius, nie den Bewegungsablauf über die Mittellinie oder nach oben.

Der gesunde Säugling reagiert bei all seinen Greifbemühungen mit dem ganzen Körper. Er muss in Rückenlage, Seitenlage beim Krabbeln und später beim Sitzen sein Gleichgewicht halten können.

Kinder mit spastischer Diparese haben bei all ihren Greifbemühungen krankhafte Mitbewegungen des Körpers; diese Mitbewegungen hindern das Kind, sein Gleichgewicht halten zu können. Wie schwer muss es für dieses Kind sein, im Sitzen seinen Oberkörper gegen die Schwerkraft zu halten und dann noch feine Greifübungen nachzuvollziehen.

Die Therapie mit Kindern einer Bewegungsstörung zeigt am eindrucksvollsten grundlegende Voraussetzungen der normalen Bewegungsentwicklung. Am deutlichsten lässt sich dies über die *Vojta*-Therapie aufzeigen.

Betrachtet man die *Vojta*-Therapie, so stellt man fest, dass alle Übungen liegend, auf dem Rücken, auf dem Bauch und auf der Seite stattfinden. Mit bestimmten Druckpunkten auf den Haupt- und Nebenzonen, beim Reflexkriechen und dem Reflexumdrehen, werden Teilmuster der normalen Bewegungsmuster angebahnt. Durch Halten bestimmter Druckpunkte kommt der ganze Körper, vom Kopf bis zu den Finger- und Zehenspitzen, in eine vorher bestimmbare Muskelanspannung. Auf dem Rücken werden so Teilmuster des Sitzens, auf dem Bauch Teilmuster des Hochziehens in den Stand und auf der Seite Teilmuster des Laufens angebahnt. Erst wenn das Gehirn des Kindes mit einer Bewegungsstörung lang genug mit diesen Mustern aktiviert worden ist, zieht sich das Kind hoch, stellt und setzt es sich von selbst hin.

Grundlegende Voraussetzungen dafür sind ein noch zu aktivierendes Gehirn und die sichere Lage auf dem Boden während und nach der Therapie.

Die Frage Bobath- oder Vojta-Therapie: Ich habe immer mit der Bobath-Therapie angefangen, wurde es nicht wesentlich besser, dann führte die Vojta-Therapie zum Erfolg.

Wichtig ist die freie Bewegung nach der Therapie auf dem Boden. Nur so besteht für das Kind die Möglichkeit, die angebahnten normalen Bewegungsmuster umzusetzen; Therapieerfolge bestätigen die Notwendigkeit der freien Bewegung. www.zukunft-huber.de unter Veröffentlichungen.

Diese Erkenntnisse lassen sich auch auf die normale Bewegungsentwicklung übertragen. Auf dem Rücken übt das Kind das Sitzmuster, auf dem Bauch lernt es, sich robbend mit dem Arm vorwärtszuziehen, später an den Gegenständen hochzuziehen und auf der Seite kräftigt es die Laufmuskeln. Die sichere Unterlage des Bodens gibt dem Kind die Möglichkeit, ohne Bewegungsverunsicherung und Haltungsfehler krabbeln, laufen und sitzen zu lernen.

Üblicherweise wird das Sitzalter mit „Hochziehen zum Sitzen“ und das Laufalter im „senkrecht gehaltenen Stand“ dargestellt. Es liegen für die Beurteilung des Sitz- und Laufalters keine Bewegungsbeobachtungen zu Grunde, sondern Untersuchungstechniken.

# Die Bewegungsentwicklung auf dem Rücken

## Neugeborenes

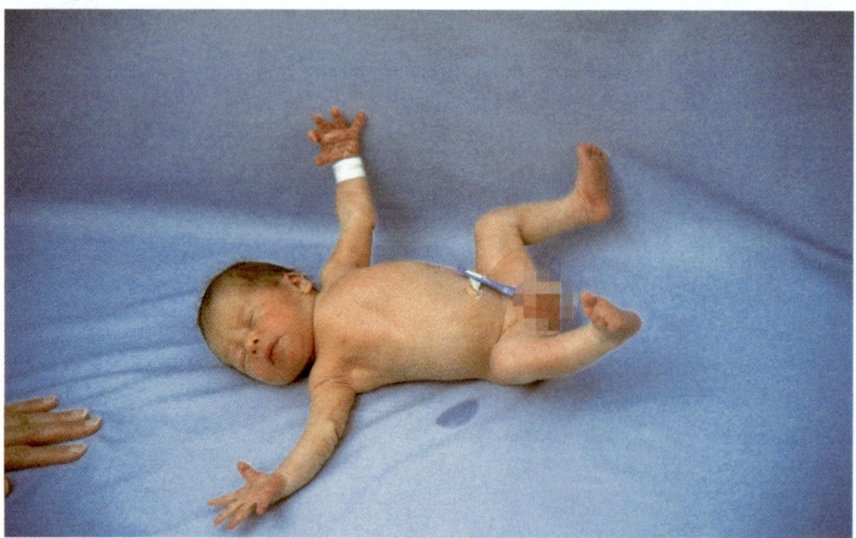

**Abb. 1:** Alle Neugeborenen sind schreckhaft. Die Moro-Reaktion.

## Ende 1. Monat

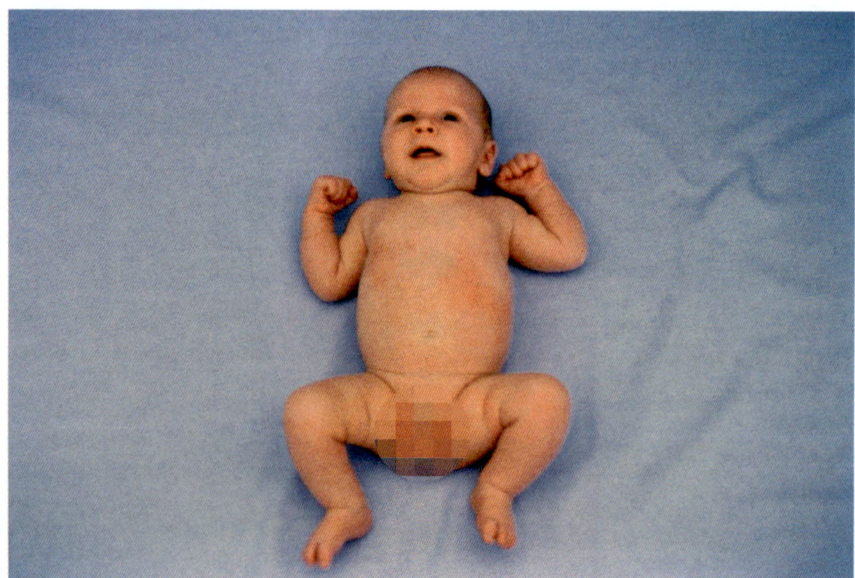

**Abb. 2:** Es fixiert und hält den Kopf in der Mitte.

## Die Moro-Reaktion

Jedes Neugeborene reagiert auf starke Licht- und Geräuscheinwirkungen mit plötzlichen Streckbewegungen der Arme und Beine zur Seite (z. B. beim Klatschen auf die Unterlage). Danach werden Arme und Beine gebeugt, wie bei einer Umklammerung. Dieses Bewegungsmuster wird Moro-Reaktion genannt. Da es bei jedem stärkeren inneren und äußeren Reiz erschrickt, liegt es in einer sehr instabilen Lage. Das Kind befindet sich in der sog. „Holokinetischen Phase" (*Vojta*).

- Moro-Reaktion (nach dem Kinderarzt *Moro* benannt).
- Holokinetische Phase (holokinetisch = massenhaft).
- Kann den Kopf zu beide Seiten drehen.

## Die holokinetische Phase

Noch immer reagiert es schreckhaft mit dem ganzen Körper. Es bewegt Arme und Beine stoßartig. Für einige Sekunden jedoch versucht es, seinen Kopf schon in der Mitte zu halten, um seine Mutter oder Gegenstände kurz zu fixieren.

- Kann Kopf zu beide Seiten drehen.
- Hält kurz den Kopf in der Mitte im Rahmen der holokinetischen Phase.

### ACHTUNG BEI TRAGEVORRICHTUNG

Transportieren Sie ihr Kind im Kinderwagen. Das Tragetuch hält das Kind in der senkrechten Haltung s. S. 58 / S. 59. / S. 233. Dies bedeutet für die Wirbelsäule noch eine Überforderung. In der senkrechten Haltung könnte die Wirbelsäule gestaucht und schief werden. Erst mit neun Monaten richten sich die Kinder zur Senkrechten auf. Beim Autofahren bietet die Babyschale die größte Verkehrssicherheit (bei einem Beifahrer – Airbag muss die Babyschale auf dem Rücksitz angebracht werden.) Benutzen Sie die Schale nur als Transportmittel.

## Ende 2. Monat

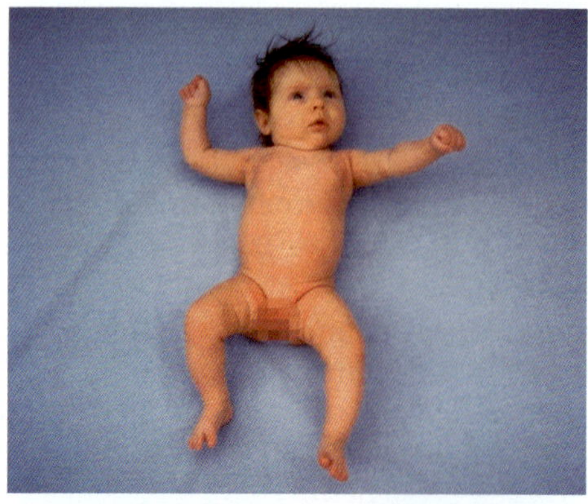

**Abb. 3:** Bei den ersten Greifversuchen reagiert das Baby mit seinem ganzen Körper.

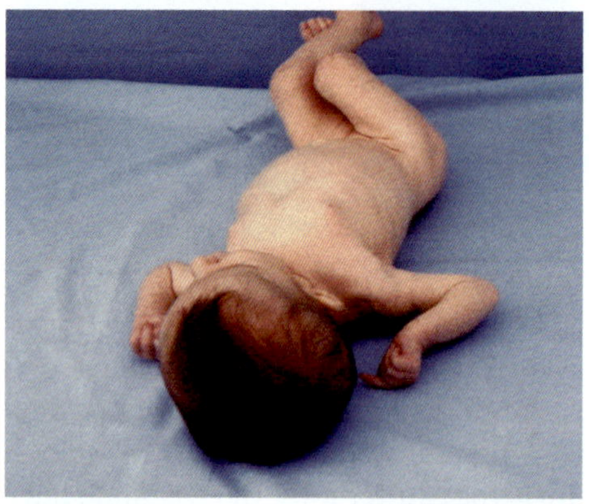

**Abb. 4:** Dieses Kind hat einen Lageschaden. Es kann den Kopf nur nach links drehen.

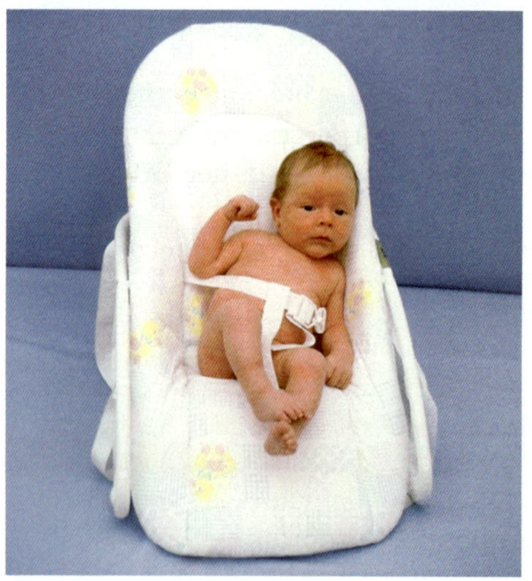

**Abb. 5:** In der Wippliege und in den Autobabyschalen wird der Säugling schief.

## Die dystone (unsichere) Phase

Immer mehr nimmt es seine Umwelt wahr. Sieht es z. B. das Gesicht der Mutter oder einen Gegenstand, dann reagiert bei seinen Greifbemühungen der ganze Körper mit. Es streckt dabei Arme und Beine von seinem Körper weg. Dies wird auch die „dystone Phase“ genannt (*Vojta).* Es kann dadurch auf dem Rücken noch nicht sein Gleichgewicht halten. Unsicher liegt es auf dem Rücken.

› Zeigt erste vergebliche Greifversuche (dystone Phase).

## Lageschaden

Einige Kinder können den Kopf nicht gleich gut nach rechts und links drehen, da besteht die Gefahr eines Lageschadens. *Mau* nannte den Lageschaden das Siebener Syndrom. Dieser Lageschaden betrifft die Haltung des gesamten Körpers. Der Kopf steht schief, die Wirbelsäule ist krumm, die Hüftbeweglichkeit ist eingeschränkt, die Füße stehen nicht korrekt.

## Wippliegen und Autobabyschalen

Durch die Schrägstellung des Rückenteils kommt der Säugling in eine Sitzhaltung, er wird schief. Dabei kann das Körpergewicht nicht, wie dies im Liegen auf dem Rücken in den nächsten Monaten der Fall ist, zum Kopf hin verlagert werden, sondern es wird auf die Lendenwirbelsäule gepresst. Der untere Teil der Wirbelsäule wird dadurch gestaucht. Wirbelsäulenfehlhaltungen können die Folge sein. Außerdem ist in der Wippliege die wichtige Beugehaltung der Beine nicht gut möglich. Es wird eher eine Streckung der Beine eingeübt, die in den ersten Monaten schädlich ist. Ein Lageschaden wird verstärkt.

## Ende 3. Monat

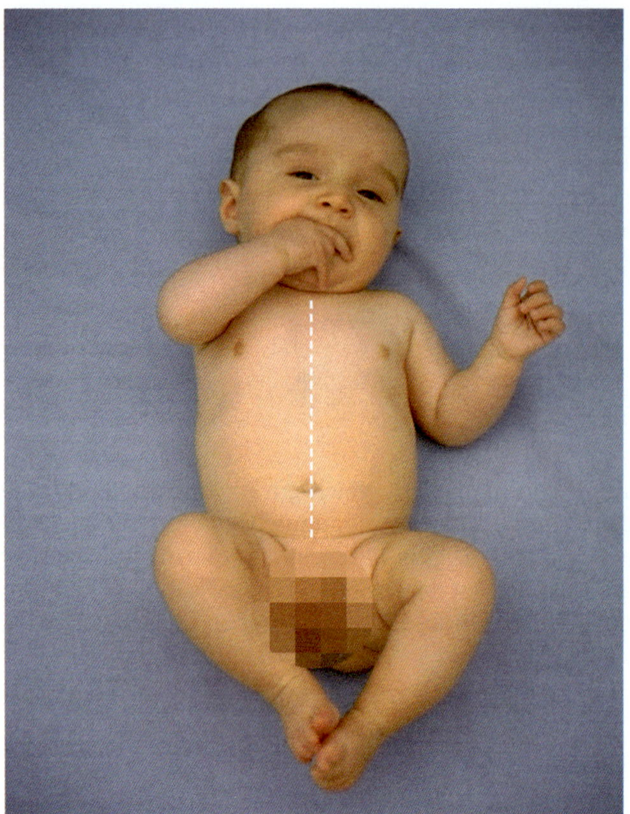

**Abb. 6:** Erst jetzt liegt es gerade. Hände und Füße sind dabei vor dem Körper.

## Das Hand-Hand-Zusammenspiel

Nun ist der Säugling nicht mehr schreckhaft. Dies ist ein großartiges Erlebnis für das Kind. Wie von selbst sind die Hände immer vor dem Gesicht, spielen miteinander und werden in den Mund genommen. Gleichzeitig beugt es dabei beide Beine vor dem Körper. Das Kind findet so immer mehr seine Körpermitte. Es liegt gerade und sicher auf dem Rücken, was eine gute, koordinierte Muskelarbeit des Rumpfes voraussetzt. Erst jetzt wird die Rückenstreckmuskulatur trainiert.

› Spielt mit den Händen und beugt gleichzeitig beide Beine.
› Hält Gleichgewicht auf dem Rücken.
› Entdeckt seine Hände, nimmt diese in den Mund.
› Oberkörper liegt symmetrisch (Nase-Kinn-Brustbein-Bauchnabel und Schambein-Linie ist gerade).
› Die Rückenstreckmuskulatur arbeitet.

## Ende 4. Monat

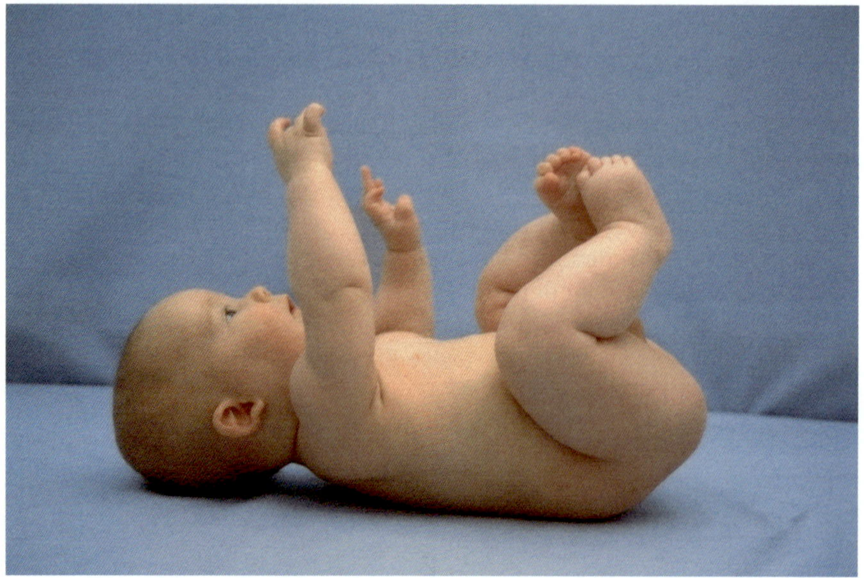

**Abb. 7:** Greift es mit seinen Händen, so greifen auch die Füße vor seinem Körper. Hände und Füße greifen.

## Das Auge-Hand-Mund-Zusammenspiel

Gut kann es sein Gleichgewicht auf dem Rücken halten. Gezielt greift es mit den Händen, betastet alles und steckt es in den Mund. Die Füße machen all die Greifbewegungen der Hände wie von selbst mit. Beim Greifen der Füße wird der Fußzehengreifreflex ausgelöst. Damit trainiert es schon sein Fußgewölbe. (Sie können dies nachahmen. Beugen sie ihre Zehen und so entsteht bei ihnen auch das Fußgewölbe). Der Rumpf ist gerade, die Hüften und Knie sind gebeugt. Es hat seine Körpermitte gefunden.

› Hände und Füße greifen.
› Trainiert sein Fußgewölbe.

### Tipp für Eltern

Ihr Kind darf nicht mehr schreckhaft sein.

## Ende 5. Monat

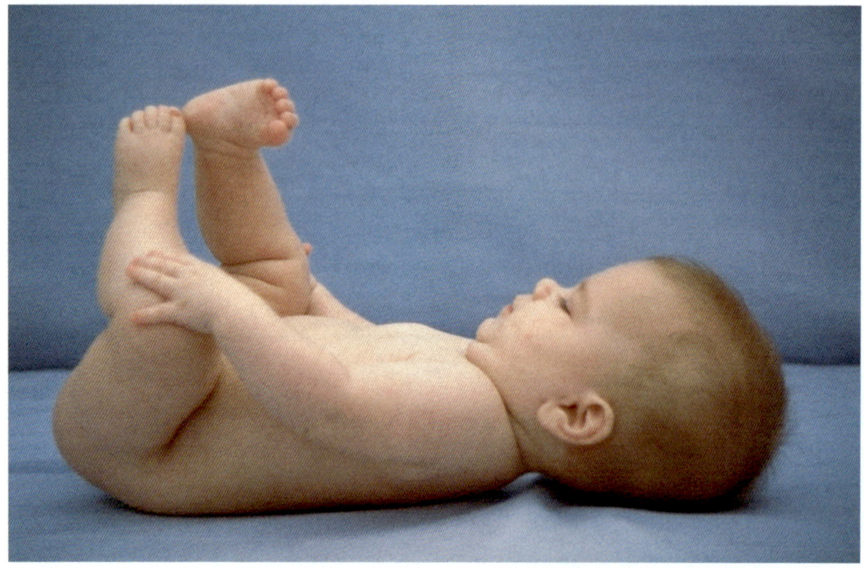

**Abb. 8:** Es sieht seine Füße und betastet seine Oberschenkel. Exakte Sitzhaltung im Liegen, ohne Belastung der Wirbelsäule.

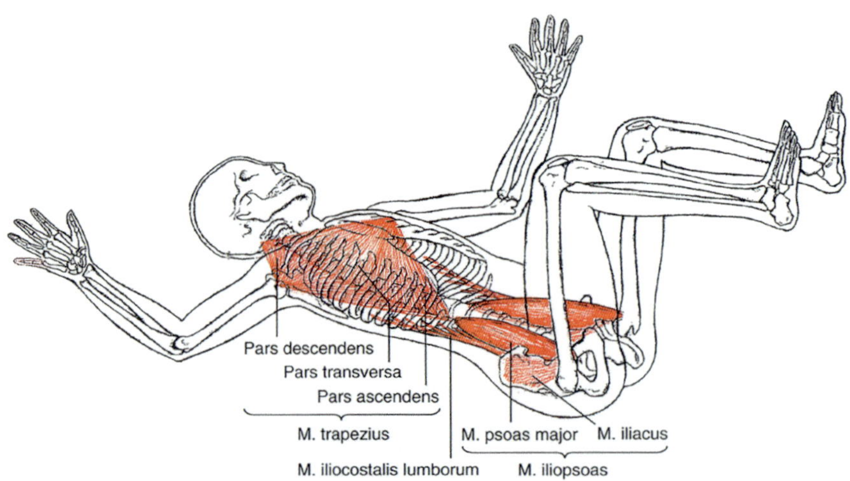


**Abb. 9:** Beachte die Muskelgruppen, die es nur liegend trainieren kann.

*Václav Vojta, Annegret Peters: Das Vojta-Prinzip, 3. Aufl., Springer, Berlin, Heidelberg, 2018, mit Genehmigung der Vojta-Gesellschaft*

## Das Auge-Hand-Oberschenkel-Zusammenspiel

Die Sitzhaltung auf dem Rücken ist perfekt. Der Kopf liegt in der Mitte, der Rumpf ist gerade (Nase-Kinn-Nabel-Symphyse-Linie), seine Beine hält es gebeugt. Bauch- und Rückenmuskulatur halten den Körper im Gleichgewicht auf dem Rücken. Ohne Mühe hebt es die Beine hoch, neugierig betastet es seine Oberschenkel und sieht seine Füße. Es lernt seine Beine kennen.

› Entdeckt mit den Händen die Oberschenkel.
› Liegt in exakter Sitzhaltung, ohne die Wirbelsäule zu belasten.

## Aktivierte Muskelgruppen im Liegen

Wie von selbst kräftigt es liegend alle Muskelgruppen im Rumpf, die es später zum Sitzen benötigt, ohne die Wirbelsäule zu belasten.

Vojta hat während seines Lebens die gesamten Bewegungsabläufe analysiert und die Muskelzusammenspiele beschrieben. In seinem Buch „Das Vojta-Prinzip“ werden die Muskelspiele, wie sie der Säugling liegend trainiert, verdeutlicht.

## Ende 5. Monat

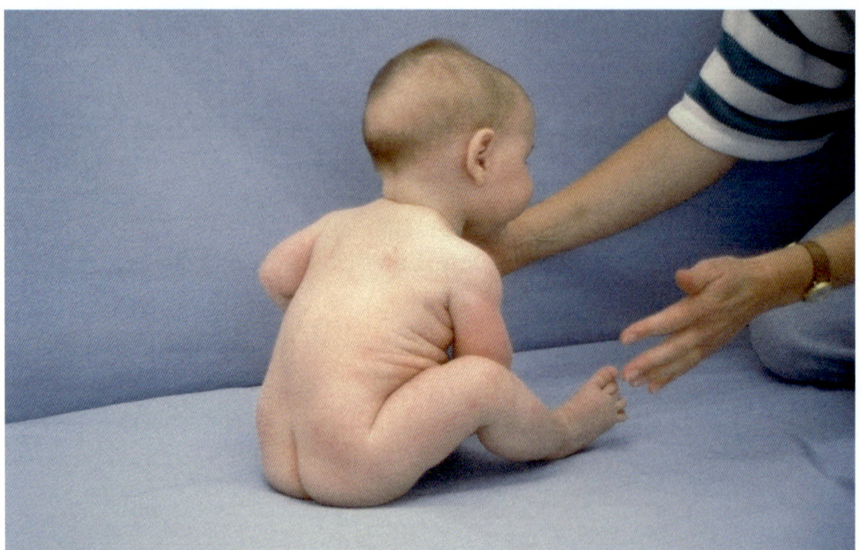

**Abb. 10:** Passives Hinsetzen fördert einen Sitzbuckel.

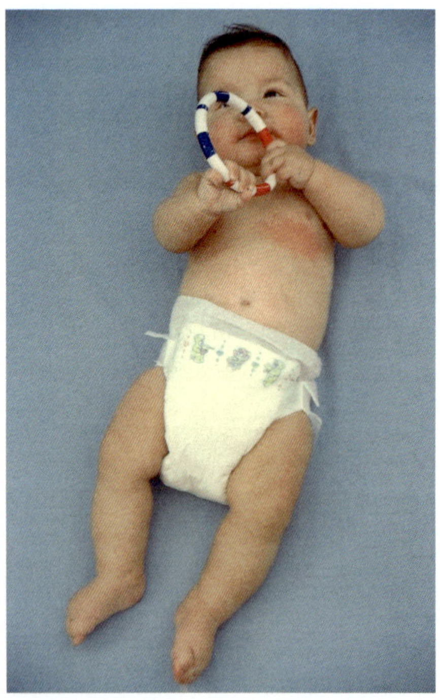

**Abb. 11:** Beim Greifen der Hände versteifen die Beine.

## Passives Hinsetzen

Eltern können es nicht erwarten, bis das Kind sitzt. Einige setzen dann ihr Kind auch mit Kissen unterstützt hin. Nach Umfragen zu den Grenzsteinen gaben 50 % der Eltern an, dass ihr Kind mit 6 Monaten sitzt. Pikler hat anhand ihrer Entwicklungsbeobachtungen festgestellt, dass Kinder krabbeln, bevor sie sich hinsetzen. Da sind sie neun bis zehn Monate alt.

### Tipp für Eltern

Setzen Sie Ihr Kind nicht frei hin. Es trainiert jetzt liegend, alle Muskelgruppen, die es später zum Sitzen benötigt. Die Wirbelsäule ist für die aufrechte Haltung zum Sitzen noch nicht stabil genug. Warten Sie ab, bis ihr Kind sich selber hinsetzt.

## Versteifen der Beine

Manche Kinder haben Schwierigkeiten beim Greifen der Hände, die Beine zu beugen. Sind die Beine locker gestreckt, ist dies unbedenklich. Sind die Beine aber beim Spielen immer steif gestreckt und ziehen die Zehen in eine Spitzfußstellung, dann könnte diese Versteifung auch ein Zeichen einer Spastik sein. Unbedingt einen Kinderarzt aufsuchen, eventuell einen Kinderneurologen.

### Tipp für Eltern

Sollte ihr Kind beim Händezusammenspiel die Beine ständig versteifen oder noch sehr schreckhaft sein, dann sprechen Sie mit Ihrem Kinderarzt.

## Ende 6. Monat

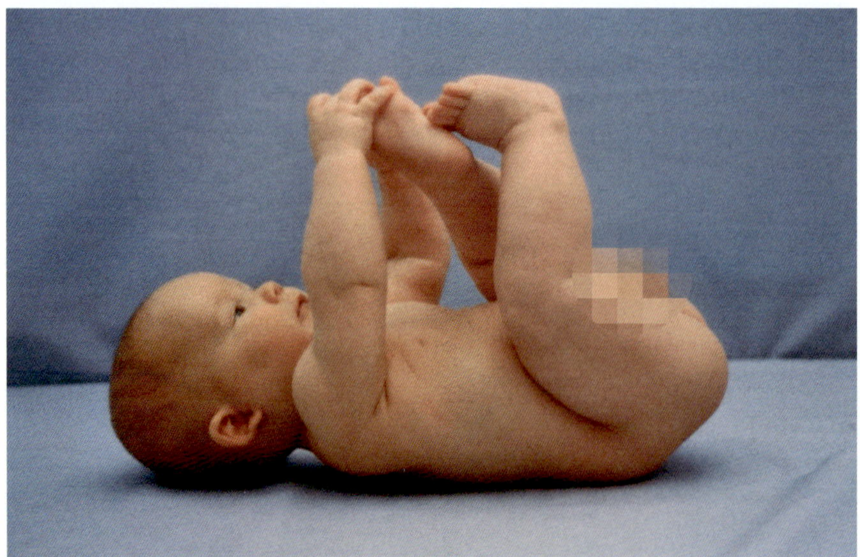

**Abb. 12:** Es spielt mit seinen Füßen.

## Ende 7. Monat

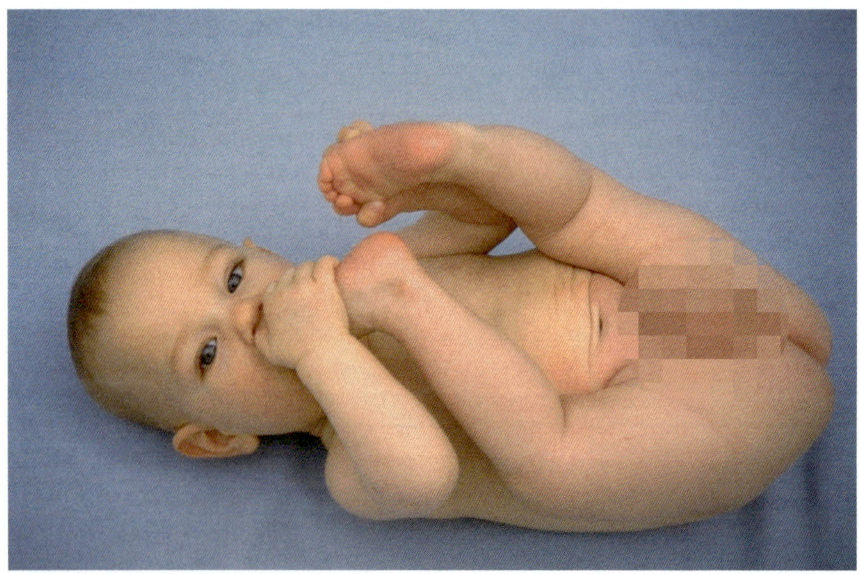

**Abb. 13:** Es entdeckt seine Füße mit dem Mund. Das Auge-Hand-Mund-Fuß-Zusammenspiel.

## Das Auge-Hand-Fuß-Zusammenspiel

Mit einem halben Jahr greift das Kind auf dem Rücken ständig nach seinen Füßen und spielt mit ihnen. Dabei hebt es seinen Po auch von der Unterlage, wobei es seine Lendenwirbelsäule dehnt. Seine Bauchmuskeln werden dabei immer kräftiger.

› Entdeckt seine Füße mit den Händen.
› Dehnt seine Lendenwirbelsäule und verlagert das Gewicht auf Schulter- und Nackenbereich.

### Tipp für Eltern

50 % der Eltern setzen ihr Kind in diesem Alter hin. Reicht man dem Kind die Hände, so zieht es sich daran hoch. Dies bedeutet aber nicht, dass ihr Kind unbedingt sitzen will, sondern es ist die Beugespannung des Körpers, mit der das Kind auch seine Beine zu sich heranzieht.

## Das Auge-Hand-Mund-Fuß-Zusammenspiel

Große Bedeutung hat die Rückenlage für das Körperkennenlernen des Kindes. Zuerst lernt es seine Hände, dann seine Oberschenkel und zuletzt seine Füße kennen. Mit Auge, Hand und Mund begreift es seinen Körper.

› Entdeckt seine Füße mit dem Mund.

Beachte das gleiche Kind in der Wippliege.

## Ende 7. Monat

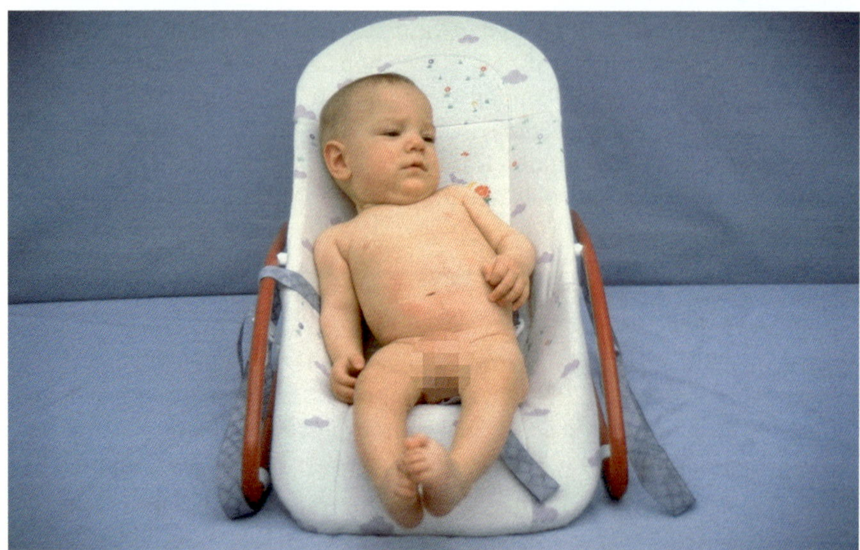

**Abb. 14:** Wippliege stört bei der Bewegung.

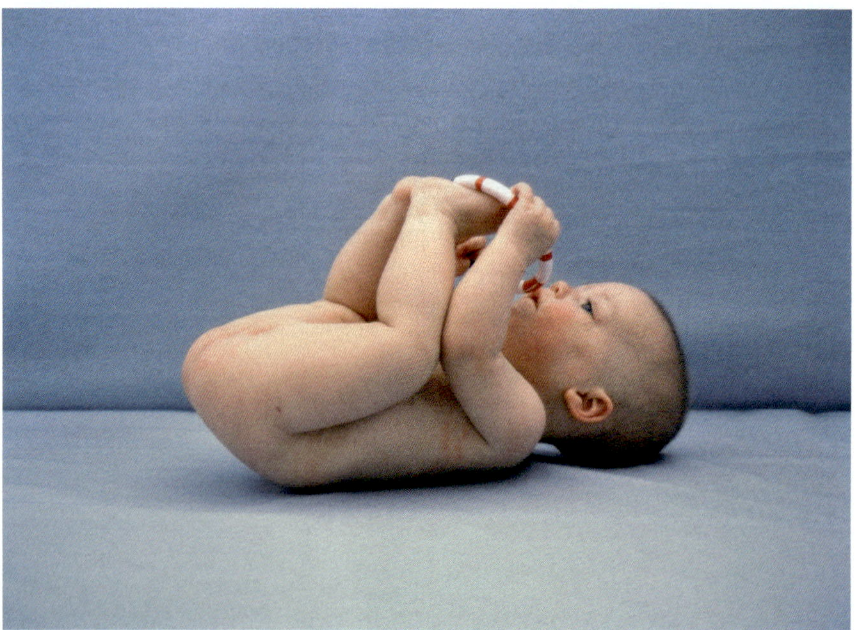

**Abb. 15:** Es verlagert sein Körpergewicht zum Kopf. Beachte die Dehnung der Lendenwirbelsäule.

## Die Wippliege

Ihr Kind ist voller Bewegungsdrang. In der Wippliege kann das Kind sich nicht auf die Seite und auf den Bauch drehen. Es kann seine Füße nicht in den Mund nehmen. Die Wirbelsäule kann schief werden und falsche Hüft- und Beinbewegungen werden eingeübt.

## Die Lendenwirbelsäule wird aktiv gedehnt

Beim Auge-Hand-Mund-Fuß-Zusammenspiel findet eine Körpergewichtsverlagerung statt. Das Kind verlagert sein Gewicht zum Kopf. Dabei dehnt sich aktiv vor allem seine Lendenwirbelsäule. Wenn Sie jetzt Ihr Kind frei hinsetzen, so wird die Wirbelsäule des Kindes vor allem im unteren Bereich der Wirbelsäule gestaucht. Fehlhaltung in der Wirbelsäule könnte die Folge sein. Auf dem Rücken liegend trainiert es ganz von alleine seine Muskeln für das spätere Sitzen.

Mit sieben Monaten hat das Kind alle Fertigkeiten auf dem Rücken gelernt. Es bleibt nun nicht mehr auf dem Rücken liegen. Es kommt jetzt in die Fortbewegungs- und Aufrichte-Phase.

› Dehnt die Lendenwirbelsäule belastet den Schulter- und Nackenbereich.

**Tipp für Eltern**

Setzen Sie Ihr Kind nicht frei hin. Die Lendenwirbelsäule könnte unnötig gestaucht werden. Warten Sie, bis Ihr Kind sich selber hinsetzt, benutzen Sie keine Wippliege.

## Ende 8. Monat

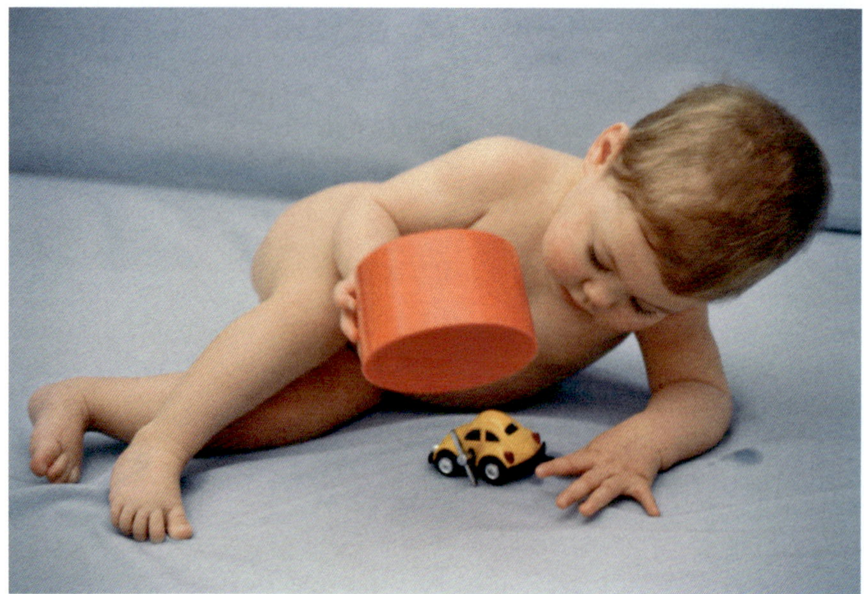

**Abb. 16:** Es spielt gerne auf der Seite.

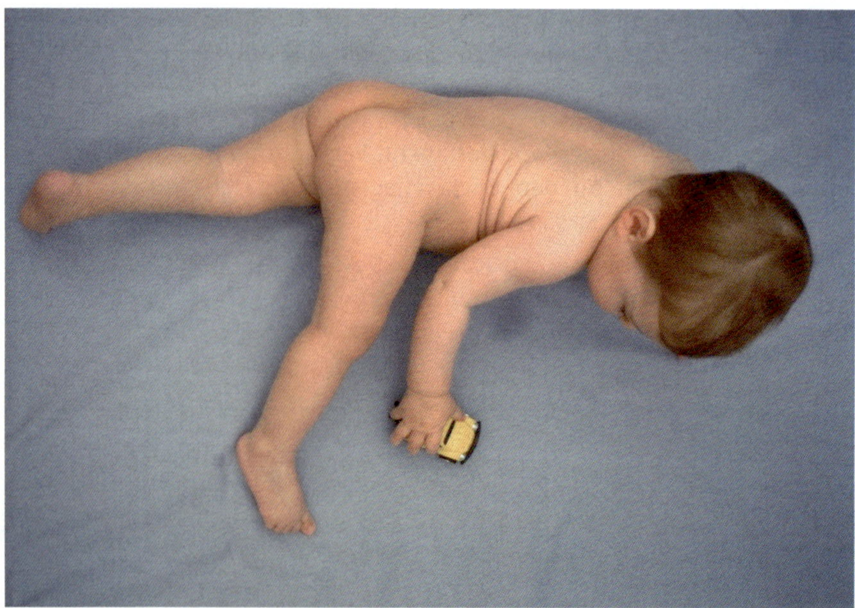

**Abb. 17:** Die „sog. Gartenzwerghaltung“.

## Die „Gartenzwerghaltung“

Oft dreht sich nun das Kind über beide Seiten oder um die eigene Körperachse. Beim Drehen um seinen eigenen Körper entdeckt es die Seitenlage. Es hält sich auf der Seite wie ein „liegender Gartenzwerg“ (MFED). In dieser Haltung stützt es sich mit dem unteren Ellbogen, während es mit dem freien Arm spielt. Das untere Bein liegt gestreckt, mit dem oberen vorgebeugten Bein stützt es sich ab. Den Rumpf hält es auf der Seite im Gleichgewicht.

› Richtet sich seitlich auf.

## Ende 9. Monat

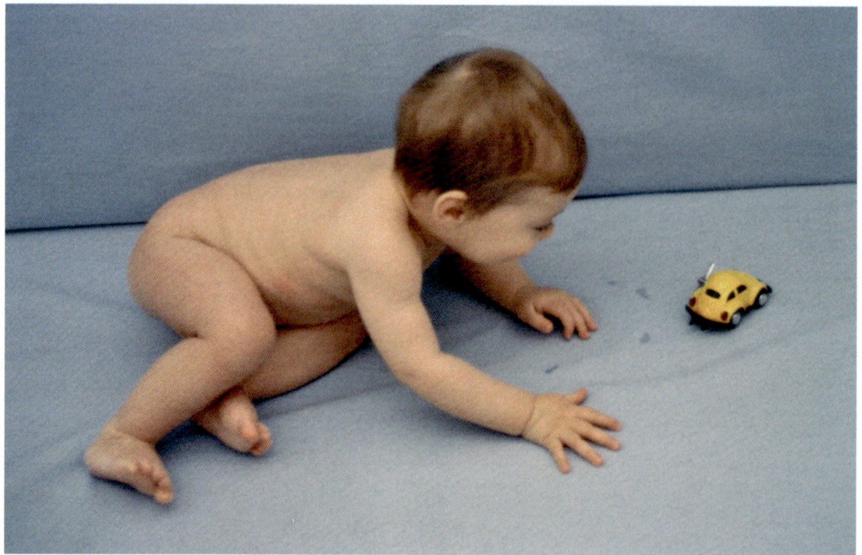

**Abb. 18:** Entdeckt den „Schrägen Sitz“.

## Der „Schräge Sitz“

Über den „schrägen Sitz“ entdeckt das Kind Krabbeln (*Vojta).* Beide Beine sind gebeugt, Becken-und Schultergürtel sind gegeneinander verdreht.

Das Körpergewicht ruht auf der unten liegenden Seite, mit den Armen stützt es sich ab.

› Sitzt schräg.

### Tipp für Eltern

Setzen Sie Ihr Kind noch nicht frei hin. Warten Sie, bis er sich selbst hinsetzt.

## Ende 10. Monat

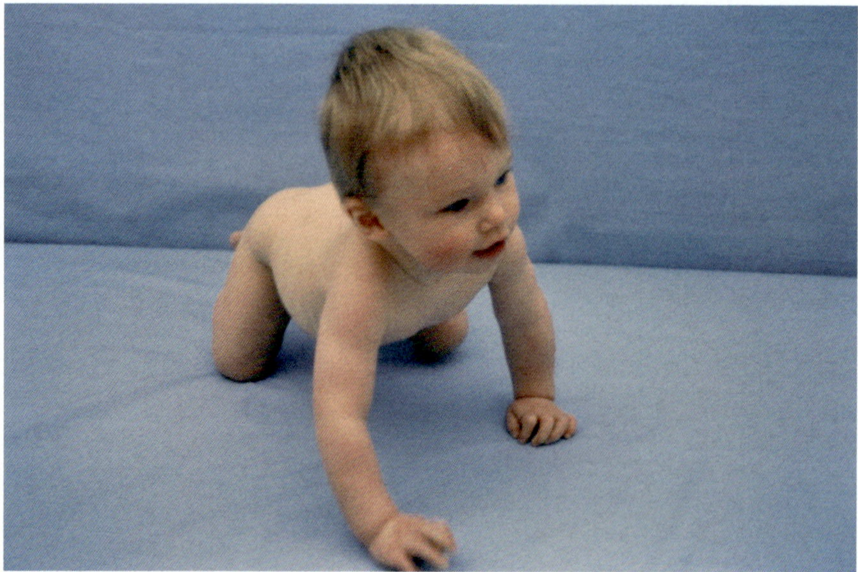

**Abb. 19:** Vom Krabbeln …

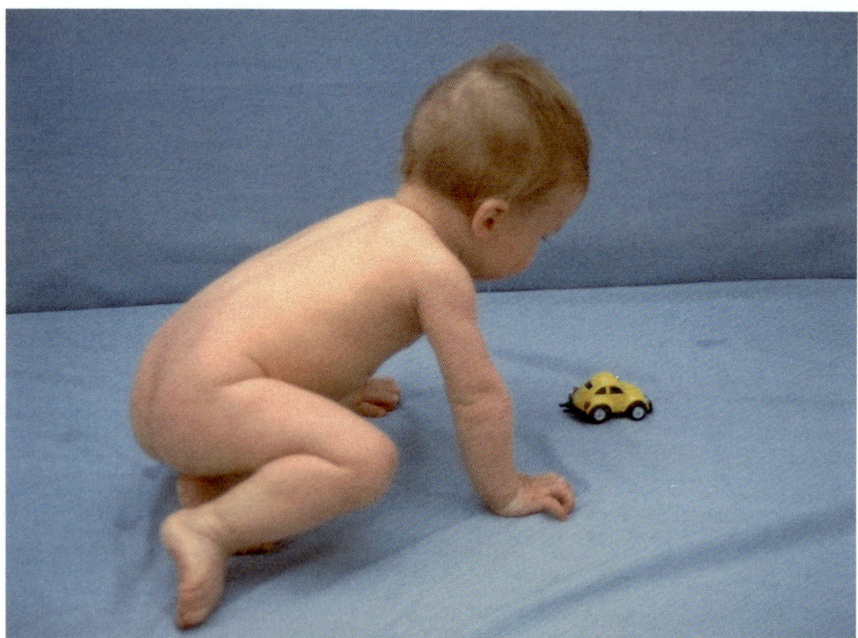

**Abb. 20:** … über den „Schrägen Sitz“ …

## Der Seitsitz

Je mehr das Kind krabbelt, um so häufiger schiebt es sich zur Seite in den Seitsitz. Dieser Seitsitz ist die entscheidende Vorstufe zum vollendeten Sitz. Dabei stützt das Kind sich auf seine Hände, sitzt mit dem Po neben den Fersen und belastet das unten liegende Bein. So entsteht eine Drehung der Wirbelsäule, und zwar zwischen Schulter- und Beckengürtel. Der Sitz wird nur gelegentlich zum Richtungswechsel wahrgenommen.

› Kommt vom schrägen Sitz über das Krabbeln zum Seitsitz mit Rumpfdrehung.

**Zum Vergleich:**
Nach der MFED setzen sich 90 % der Kinder mit 40 Wochen über den Vierfüßlerstand hin.

### Tipp für Eltern

Überlassen Sie es Ihrem Kind weiterhin, wann es sich hinsetzt.

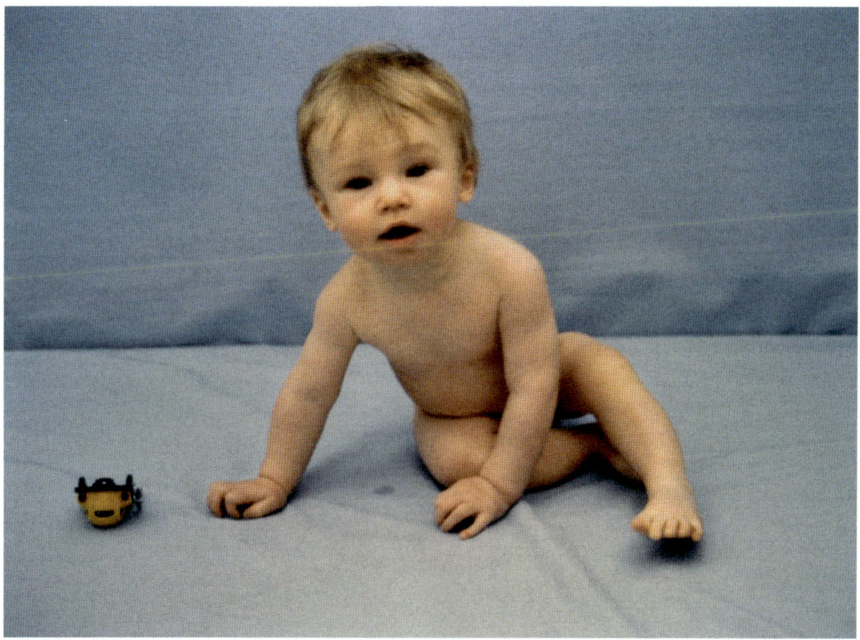

**Abb. 21:** … zum Seitsitz.

## Ende 11. Monat

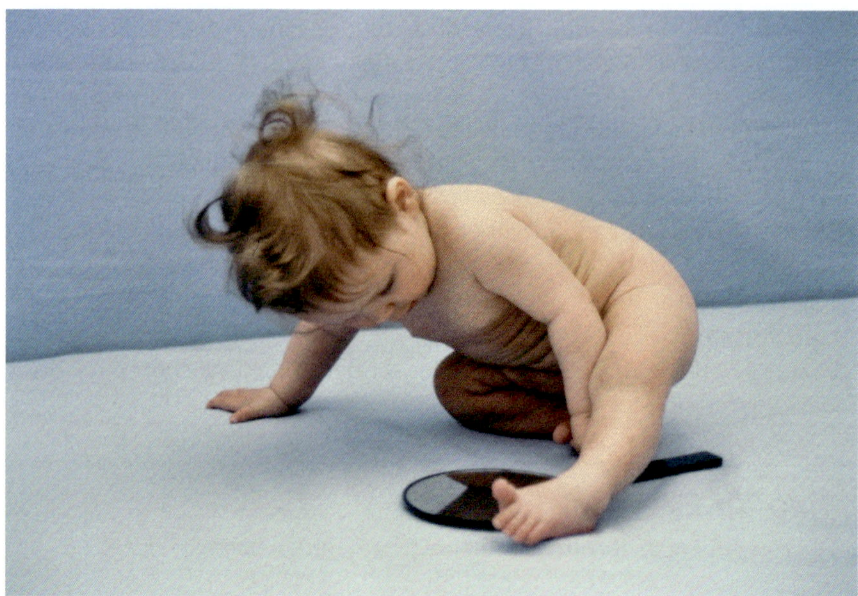

**Abb. 22:** Es setzt sich über die Seite ...

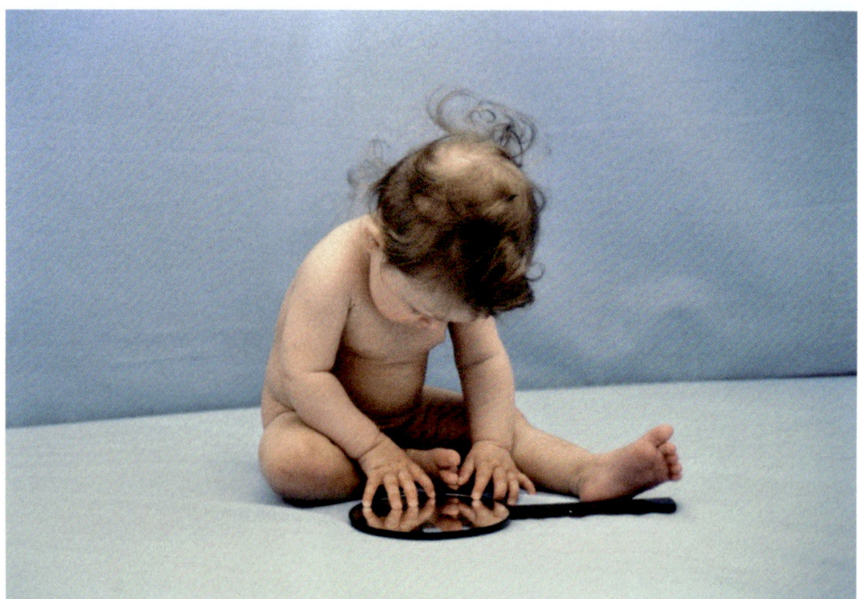

**Abb. 23:** ... zum Langsitz.

## Der Langsitz

Jetzt hat es alle Voraussetzungen, um sich frei hinzusetzen. Sicher sitzt es mit geradem Rücken und leicht angewinkelten Beinen. In der Langsitzhaltung spielt es. Es bleibt aber nur für kurze Zeit sitzen. Sein Bewegungsdrang ist noch zu groß. *Pikler* hat die Zeit gemessen und stellte fest, dass die Kinder nur 10 Minuten auf der Stelle sitzen bleiben.

**Zum Vergleich:**
Nach der MFED konnten 90 % der Kinder mit 43 Wochen den Langsitz.

## Ende 11. Monat

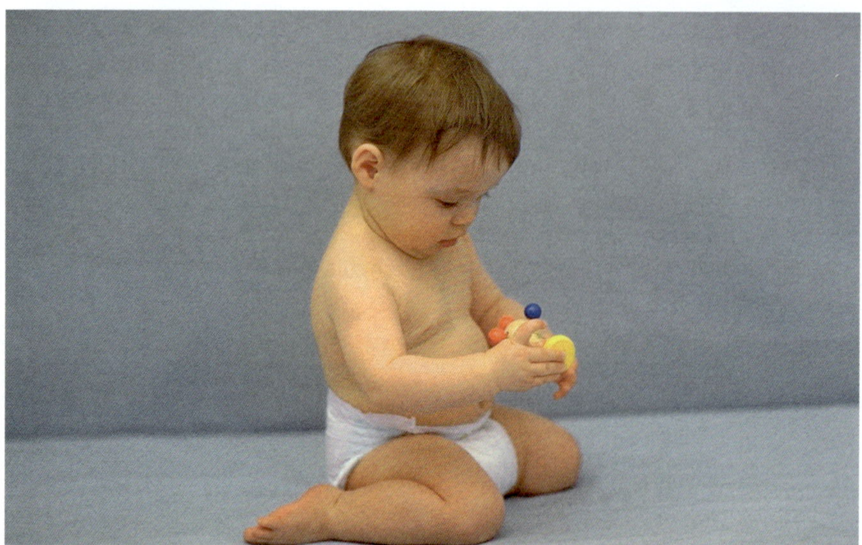

**Abb. 24:** Sitzt zwischen den Beinen.

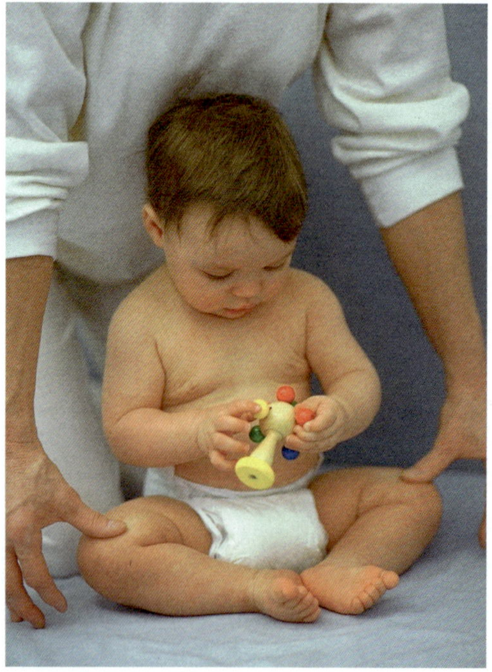

**Abb. 25:** Der weite Abspreizsitz.

## Der Unterschenkelsitz

Im Spiel vertieft sitzen einige Kinder immer wieder gerne zwischen den Unterschenkeln. Es beunruhigt viele Eltern, dass dies für die Hüften nicht gut sei. Dies ist ganz normal, wenn Sie den weiten Abspreizsitz bei Ihrem Kind durchführen können.

## Überprüfung

Ob der Unterschenkelsitz unbedenklich ist, kann überprüft werden. Setzen Sie Ihr Kind vor sich hin. Spreizen Sie die gebeugten Beine im Hüft- und Kniegelenk ab und drehen sie diese nach außen. Die Beine sollten beide locker abgespreizt gebeugt und nach außen gedreht werden können, sodass die Fußsohlen dabei zum Kind sehen. Sollte dies nicht möglich sein, dann dürfen Sie diese Abspreizung mit diesem Abspreizsitz üben. Beim Sitzen sollten beide Beinhaltungen möglich sein.

### Tipp für Eltern

Nun dürfen Sie Ihr Kind bedenkenlos hinsetzen. Als Transportmittel bietet sich die Rückentrage an. Beobachten Sie aber, wie lange ihr Kind im Sitzen spielt. Dies sollte ihr Zeitbarometer sein.

# Die Bewegungsentwicklung auf dem Bauch

## Neugeborenes

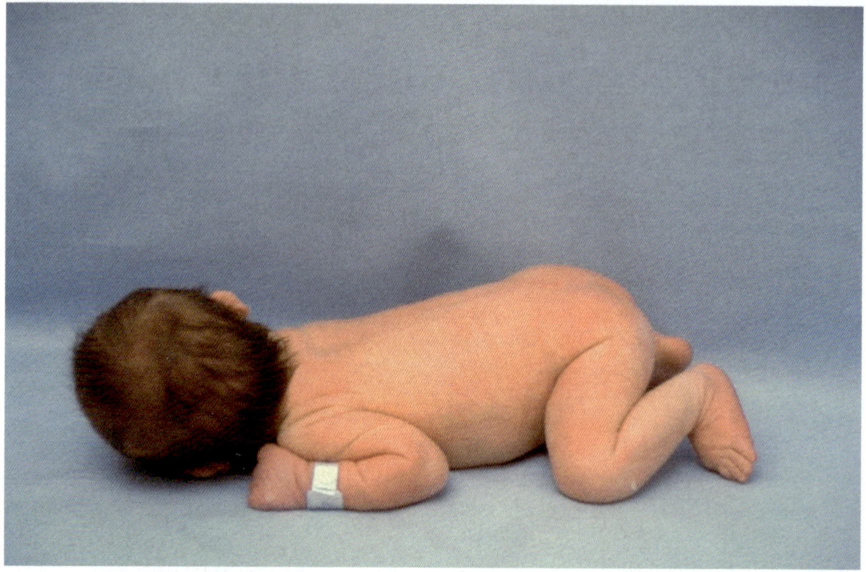

**Abb. 26:** Typische Beugung Arme und Beine.

## Typische Neugeborenen-Haltung

Das Neugeborene beugt seine Arme seitlich neben dem Rumpf und hält die Hände zur Faust geschlossen. Die Beine sind zur Seite abgespreizt und gebeugt, die Füße hochgezogen. Durch die massive Beugung der Beine ist das Becken von der Unterlage abgehoben. Um Luft zu holen, wendet es sein Kopf nach beiden Seiten.

Das gesunde Neugeborene kennt noch keine isolierten Bewegungen und hat noch nicht die Fähigkeit, sich zu stützen.

› Dreht Kopf nach beiden Seiten.
› Beugt Arme seitlich mit gefalteten Händen.
› Beugt und spreizt Beine seitlich ab, zieht Füße hoch.
› Hebt Becken von der Unterlage ab.

### Tipp für Eltern

Für den Transport des Kindes ist der Kinderwagen auch heute noch unentbehrlich. Ein Sportwagen mit verstellbarem Rückenteil ist am vielseitigsten und kann schon von Anfang an, bis Ihr Kind freiläuft, benutzt werden. Bleibt Ihr Kind mit sechs Monaten nicht mehr auf dem Rücken, so kann das Rückenteil flach gestellt werden und der Säugling kann beim Spazieren fahren auf dem Bauch liegen. Dadurch vermeiden Sie ein vorzeitiges Hinsetzen des Säuglings, und sein Rücken wird somit geschont.

## Neugeborenes

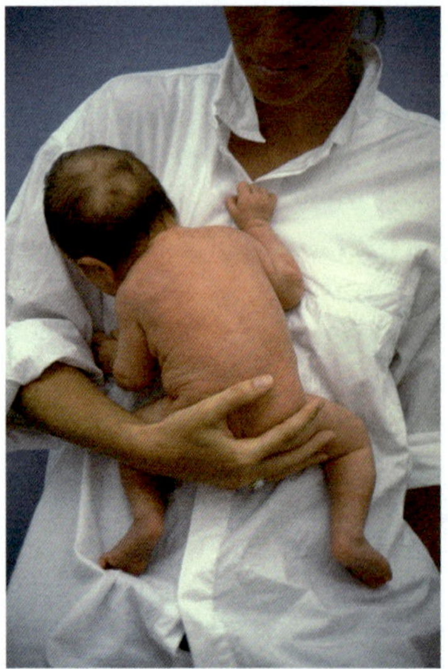

**Abb. 27:** Tragetuchtest.

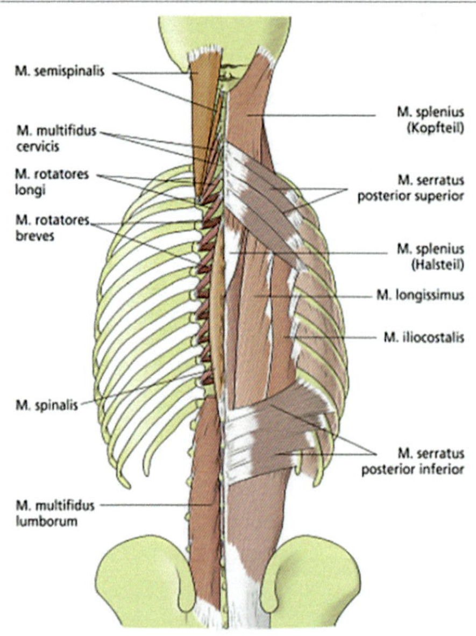


**Abb. 28:** Die Wirbelsäulenstreckmuskulatur (Autochthone Muskulatur).
*Biologie Anatomie Physiologie: Kompaktes Lehrbuch für Pflegeberufe, 10. Auflage, ISBN 978-3-437-26805-2, Gerda Raichle, Ulm*

## Tragevorrichtungen

Bevor Sie eine Tragevorrichtung benutzen, machen Sie den Wirbelsäulentest vor dem Spiegel. Ahmen Sie die senkrechte Haltung bei nacktem Rumpf Ihres Säuglings nach. Die Lendenwirbelsäule wird gestaucht, vor allem im Bereich des Steißbeines und der Beckenknochen (Iliosacralgelenk). Die Wirbelsäule wird schief. Eine Tragevorrichtung kann die Wirbelsäule nicht gestreckt halten. Zudem benötigt Ihr kleiner Säugling noch viel Schlaf. Beim Schlaf ist der Muskeltonus herabgesetzt, Rumpf, Arme und Beine hängen schlaff in der Tragevorrichtung. Die Halsmuskulatur hat keinen Halt und der Kopf wird schief.

## Wirbelsäulenstreckmuskulatur

Um zu verstehen, warum das Kind liegen soll, wird die Rückenstreckmuskulatur anhand eines Bildes dargestellt. Die Wirbelsäulenstreckmuskulatur hat drei Zügel. Ein Zügel zieht von Wirbel zu Wirbel. Ein zweiter Zügel umfasst mehrere Wirbel und ein dritter Zügel umspannt viele Wirbel. Diese Muskulatur hat mehr Bindegewebe als die anderen Muskeln (*Vojta)*, deshalb wird die Wirbelsäule stabil gehalten. Erst mit 3/4 Monaten wird diese Muskulatur vom Kind trainiert. Dies sehen Sie, wenn Ihr Kind Arme und Beine vor dem Körper beugt. Dazu benötigt die Muskulatur eine feste Unterlage. Mehr dazu S. 233.

S. Abb. 6 / Abb. 9 / Abb. 161.

## Ende 1. Monat

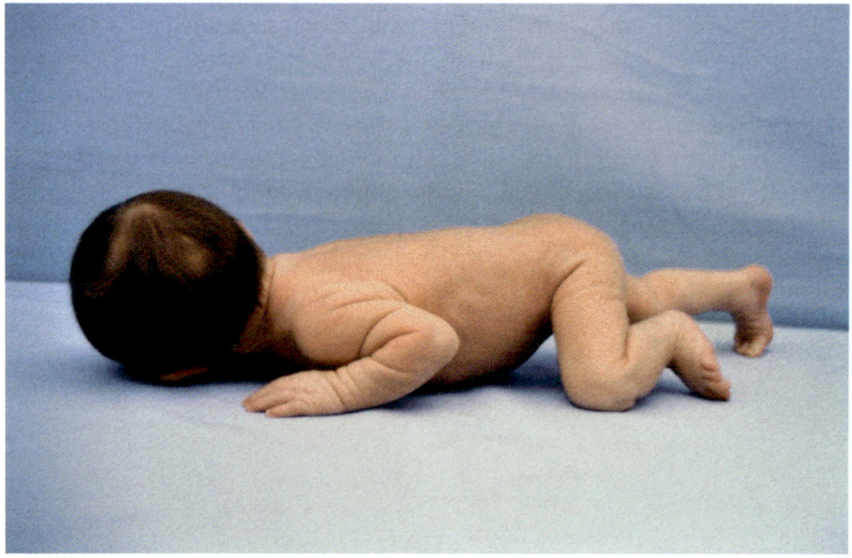

**Abb. 29:** Kann den Kopf zu beide Seiten drehen. Auf dem Bauch ist das Kind nicht schreckhaft. Bewegt die Beine unwillkürlich.

## Es dreht den Kopf nach beiden Seiten, kann sich aber noch nicht aufrichten

Kurz hebt es auf dem Bauch seinen Kopf an und dreht ihn unsicher nach rechts und links. Dabei ruht sein Körpergewicht auf den seitlich liegenden Unterarmen, der Brust und der aufliegenden Wange. Das Becken ist von der Unterlage abgehoben, die Beine sind meist noch total gebeugt. In dieser Körperhaltung kann es sich nicht abstützen.

### Tipps für Eltern

Dreht Ihr Kind den Kopf nach rechts und nach links. Jede einseitige Kopfdrehung sollte behandelt werden. Es könnte später einen Haltungsschaden entwickeln.

## Bewegt die Beine unwillkürlich

Ist das Baby wach, so bewegt es seine Beine abwechselnd gebeugt und gestreckt fast wie beim Kriechen. Es ist aber ein primitives Kriechen, denn alle Gelenke sind bei der Beugung und Streckung bis hin zu den Zehen ganz gebeugt und gestreckt. Diese Bewegungen sind noch unwillkürlich wie so viele andere Bewegungen des jungen Säuglings. Seine Hände liegen neben seinem Gesicht.

- Dreht Kopf nach beiden Seiten.
- Beugt Arme neben dem Körper.
- Hebt Becken ab.
- Beugt Beine in Hüften und Knien.
- Es stützt sich nicht, sondern ruht auf seinen seitlich liegenden Unterarmen, Brust und der aufliegenden Wange.

## Ende 2. Monat

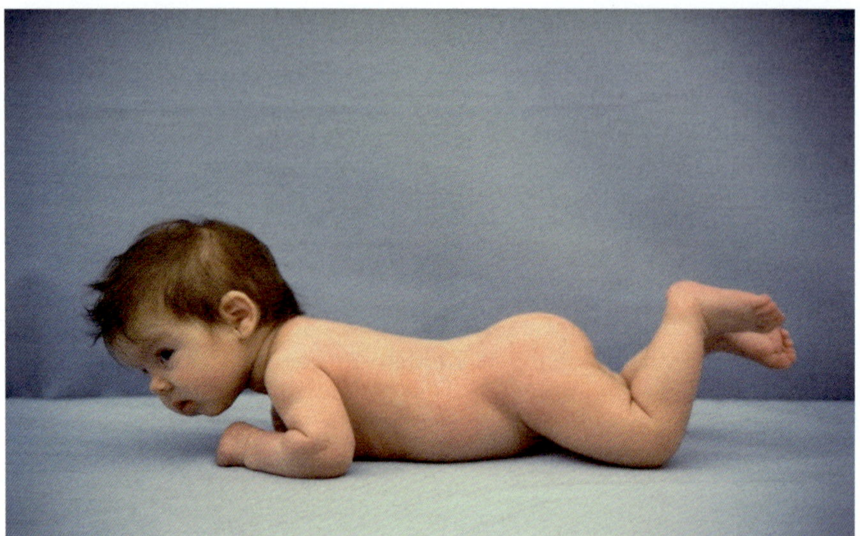

**Abb. 30:** Es hebt kurz den Kopf, um zu sehen. Die starke Beugehaltung im Becken lässt nach.

## Der Unterarmstütz

Immer mehr möchte das Kind von seiner Umwelt sehen. Nur wenig hebt es den Kopf in der Mitte an und stützt sich dabei kurz auf seine Unterarme. Sein Körpergewicht verlagert es mehr zum Brustbein, wobei das Becken sich durch die abnehmende Hüftbeugung der Unterlage nähert und die Beine anfangen, sich nach außen locker zu strecken.

- Hebt Kopf in der Mitte an.
- Stützt sich kurz auf den Unterarmen.
- Verlagert das Körpergewicht mehr zum Brustbein.
- Sein Becken nähert sich der Unterlage.
- Starke Beugung der Beine lässt nach.

### Tipp für Eltern

Hat Ihr Kind eine Lieblingsseite? Sieht er nur nach einer Seite? Häufig sehen Säuglinge gerne nach einer Seite, jetzt sollte er nach beiden Seiten gleich gut hinsehen.

Legen Sie Ihr Kind vor einen Spiegel, der bis zum Boden reicht. Dies erleichtert Ihrem Kind den Kopf zu heben.

## Ende 3. Monat

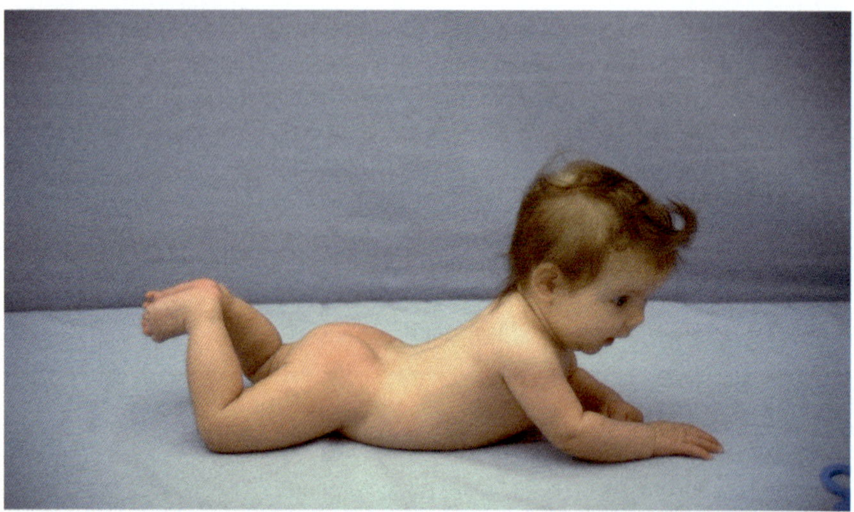

**Abb. 31:** Es stützt sich auf seine Ellbogen und Becken. Der Kopf und die Unterschenkel sind abgehoben.

## Der Ellbogen-Becken-Stütz

Ein wichtiger Abschnitt beginnt auf dem Bauch. Das Kind kann sich auf die Ellbogen abstützen und sein Körpergewicht zum Nabelbereich verlagern. Seine Ellbogen sind vor den Schultern, das Becken liegt fast flach auf der Unterlage. Die Beine ruhen abgespreizt und in den Hüften mehr gestreckt auf der Unterlage, während die Knie gebeugt und die Füße in der Luft miteinander spielen. Aus dieser sicheren Ausgangsbasis heraus stützt es sich erstmals auf und kann dadurch den Kopf gut hochhalten.

› Stützt sich auf den Ellbogen und Becken.
› Beginnt sich aufzurichten.
› Hebt und dreht Kopf motiviert.
› Verlagert Gewicht zum Nabelbereich.
› Beginn der Hüftstreckung.

**Tipp für Eltern**

Sollte Ihr Kind auf dem Bauch ständig weinen oder vom Bauch auf den Rücken kippen, so sprechen Sie mit Ihrem Kinderarzt.

## Ende 4. Monat

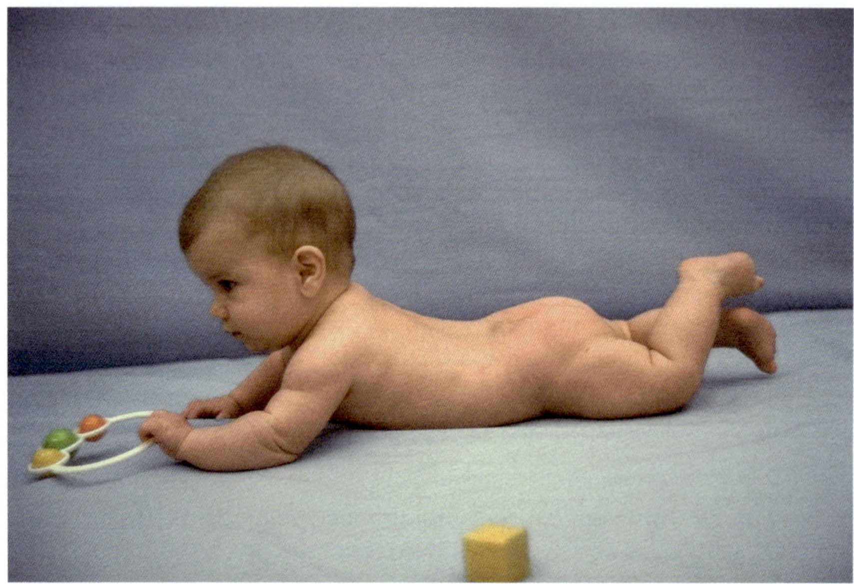

**Abb. 32:** Es beherrscht den Ellbogen-Becken-Stütz.

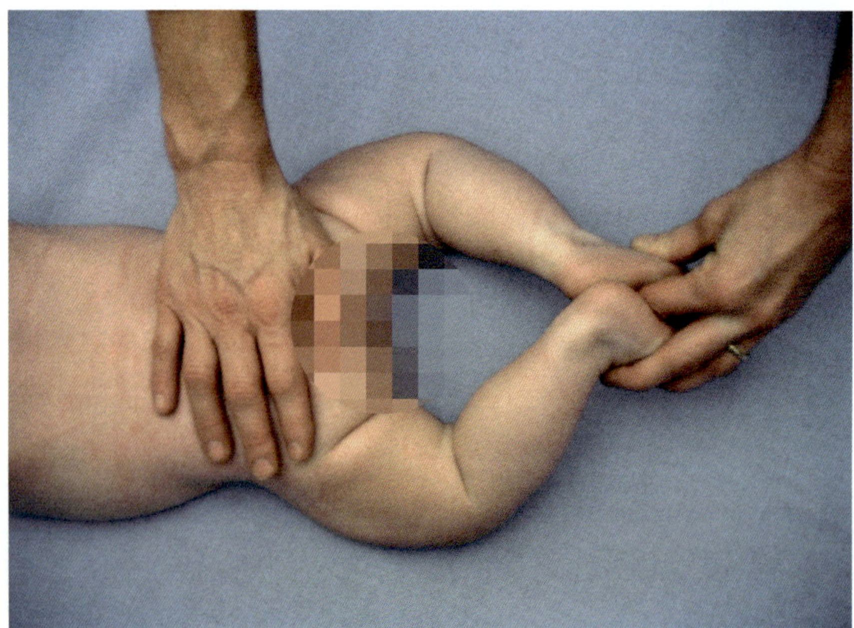

**Abb. 33:** Beugung des Unterschenkels.

## Der sichere Ellbogen-Becken-Stütz

Nun wird sein Gleichgewicht auf dem Bauch immer sicherer. Voraussetzung dafür ist, dass beide Ellbogen vor der Schulterlinie liegen, sein Körpergewicht auf dem Bauch liegt und die starke Beugehaltung im Becken nachgelassen hat. Durch diese sichere Bauchlage kann es sich gut aufrichten, den Kopf in alle Richtungen drehen und auf dem Bauch spielen.

› Hält Gleichgewicht auf dem Bauch.

## Das Collis-Becken-Zeichen

Ist die Beckenbeugehaltung des Neugeborenen verschwunden, dann kann man überprüfen, ob die Hüftmuskeln harmonisch arbeiten. Ein Muskel, der Muskel Rectus femoris, setzt am Becken und Knie an, er ist zweigelenkig. Hat ein Kind verkürzte Muskeln oder stark verkrampfte Muskeln, wie bei einer Störung mit Spastik, dann wird bei Beugung des Unterschenkels das Becken abgehoben. Mit einer Hand halten Sie den Po auf die Unterlage, mit der anderen Hand beugen Sie beide Unterschenkel nach oben. Der Po darf sich nicht von der Unterlage abheben. Das Collis-Becken-Zeichen sollte nicht auslösbar sein.

## Ende 4. Monat

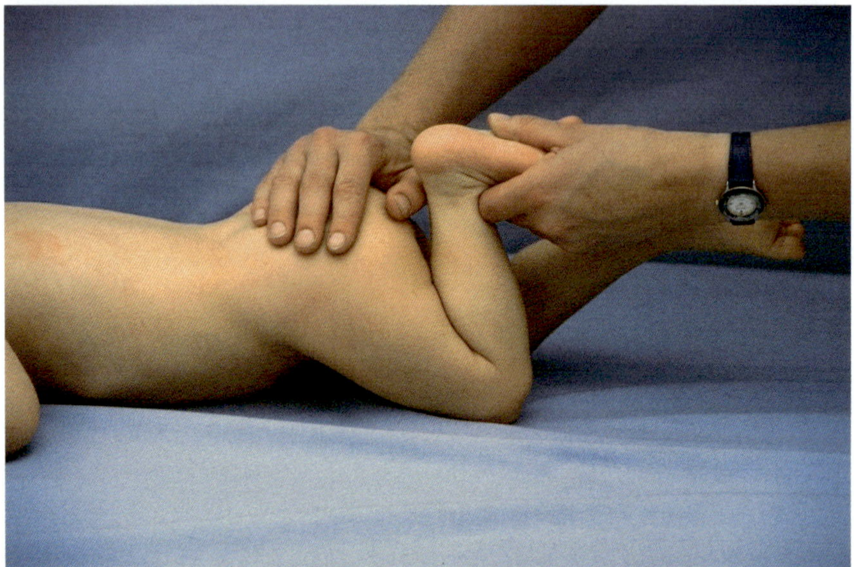

**Abb. 34:** Das Becken wird abgehoben.

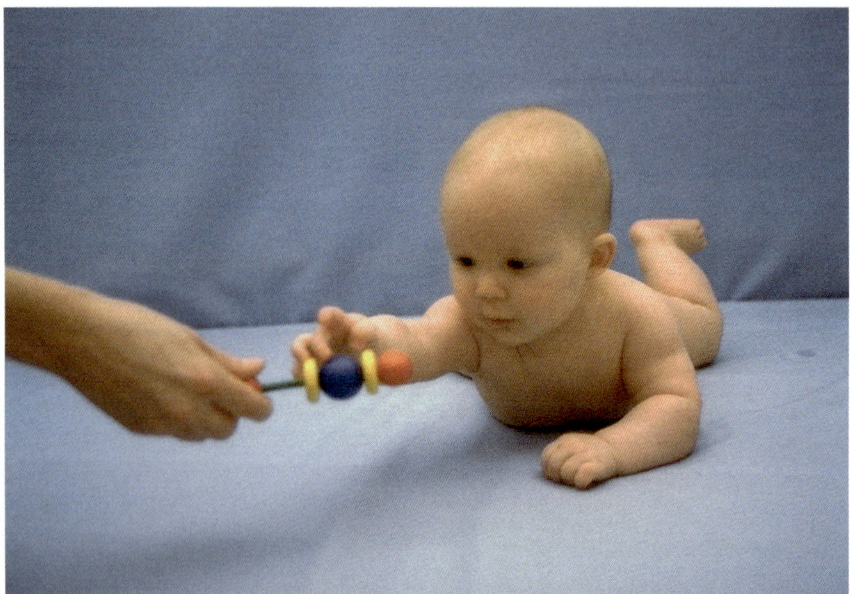

**Abb. 35:** Es hebt einen Arm und stützt sich mit dem anderen ab. Der Einzel-Ellbogen-Becken-Stütz.

## Positives Collis-Becken-Zeichen

Hier wird das Becken bei Beugung des Unterschenkels abgehoben. Das Collis-Becken-Zeichen ist positiv. Das Kind hat spastische Muskelverkürzungen.

## Einzelellbogen-Becken-Stütz

Mit der nötigen Sicherheit seiner Stützbasis „Ellbogen-Becken-hochgezogenes Knie" verlagert es das Körpergewicht zur Seite und hebt den entlasteten Arm, um nach dem dargebotenem Spielzeug zu greifen. Ein wichtiges Stadium hat der Säugling nun in seiner Entwicklung erreicht. Er hält sein Gleichgewicht. Dies erfordert differenzierte Muskelarbeit.

- Hebt einen Arm ab, stützt sich mit dem anderen Arm.
- Beginnt das Gleichgewicht zur Seite zu verlagern.

### Tipp für Eltern

Sollte Ihr Kind seine Arme noch ständig nach hinten ziehen und seinen Kopf noch nicht motiviert drehen können, so sprechen Sie mit Ihrem Kinderarzt.

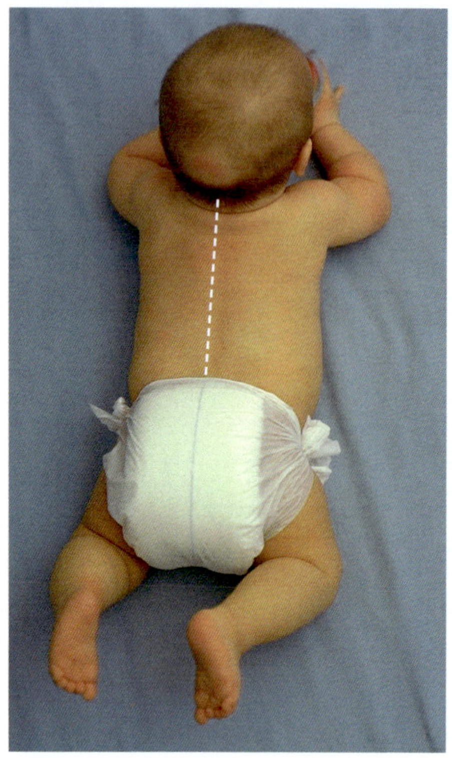

**Abb. 36:** Bei dem Kind verläuft die Linie grade.

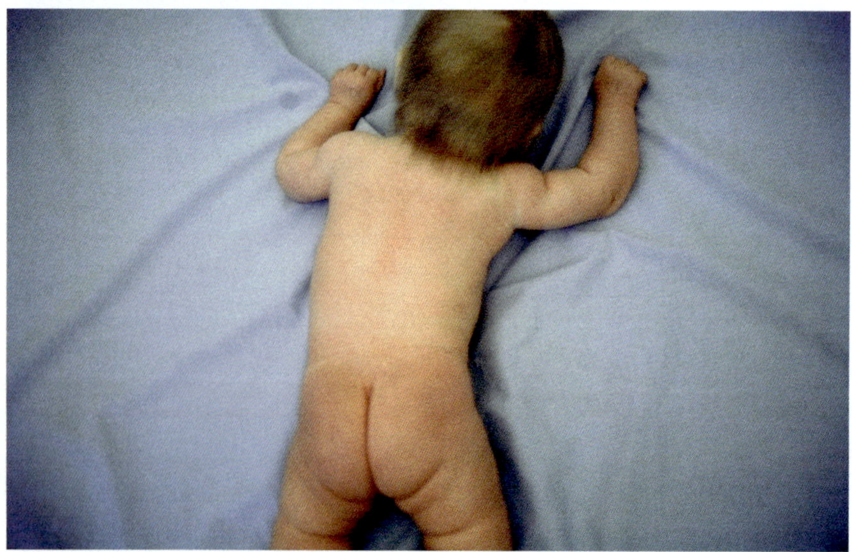

**Abb. 37:** Hier verläuft die Linie schief.

## Der Rumpf ist gerade

Sein Rumpf ist gerade. Sie können dies so prüfen. Stellen Sie sich eine gerade Linie vor, die von der Mitte des Hinterkopfes Ihres Babys bis zur mittleren Pofalte geht. Bei dem Kind verläuft die Linie gerade.

## Der Rumpf ist schief

Der Rumpf ist schief, wenn die gedachte Linie von der Mitte des Hinterkopfes zur Pofalte immer schief verläuft.

### Tipp für Eltern

Sollte die Linie von der Mitte des Hinterkopfes bis zur Pofalte immer schief verlaufen. Dann sprechen Sie mit Ihrem Kinderarzt.

## Ende 5. Monat

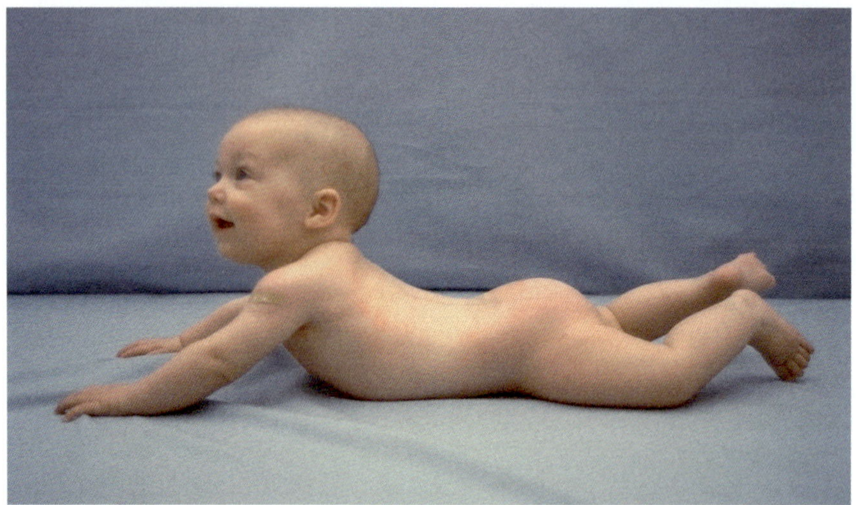

**Abb. 38:** Beide Arme sind vor dem Körper gestreckt, Becken und Oberschenkel liegen auf. Die Unterschenkel sind locker gebeugt.

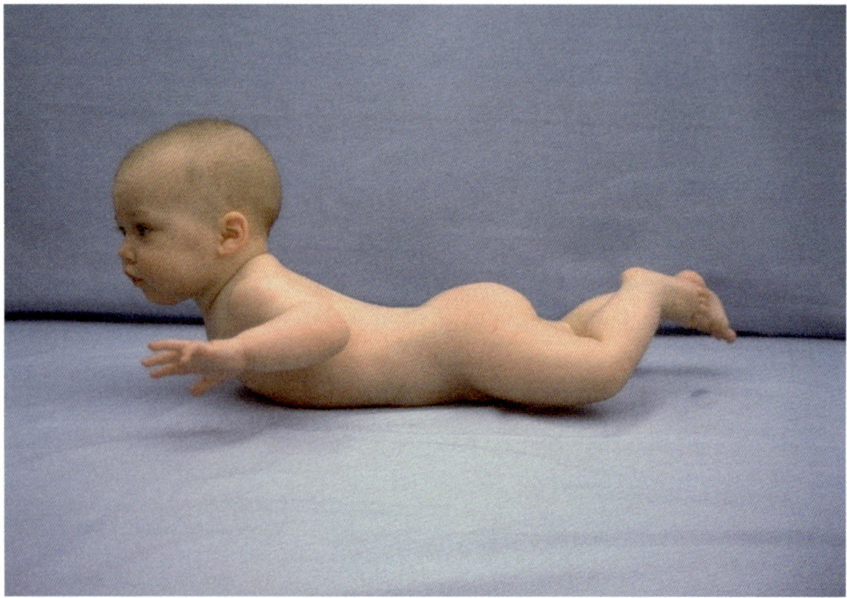

**Abb. 39:** Das Schwimmen.

## Es streckt seine Ellbogen

Sicher ruht es auf dem Bauch. Möchte es sein Spielfeld vergrößern, dann streckt es seine Ellbogen nach vorne durch. Sieht es ein begehrtes Spielzeug außerhalb seiner Reichweite, so gibt es die sichere Bauchlage auf und schwimmt.

› Streckt Arme nach vorne.
› Verlagert Körpergewicht auf dem Bauch.
› Becken und Oberschenkel liegen auf, Beine sind locker gespreizt, Knie sind gebeugt, Unterschenkel schweben in der Luft.
› Die Hüften werden immer mehr gestreckt.

## Es „schwimmt"

Das Hauptgewicht seines Körpers liegt auf dem Bauch. Kopf, Brustkorb und Arme hebt es hoch, während die Beine Schwimmbewegungen in der Luft ausführen. Das Kind macht diese Bewegung nur kurze Zeit, um dann wieder in die sichere Bauchlage zu kommen.

› Es schwimmt, Arm und Beine sind kurzfristig abgehoben.
› Die Streckung der Hüften nehmen zu.

## Ende 6. Monat

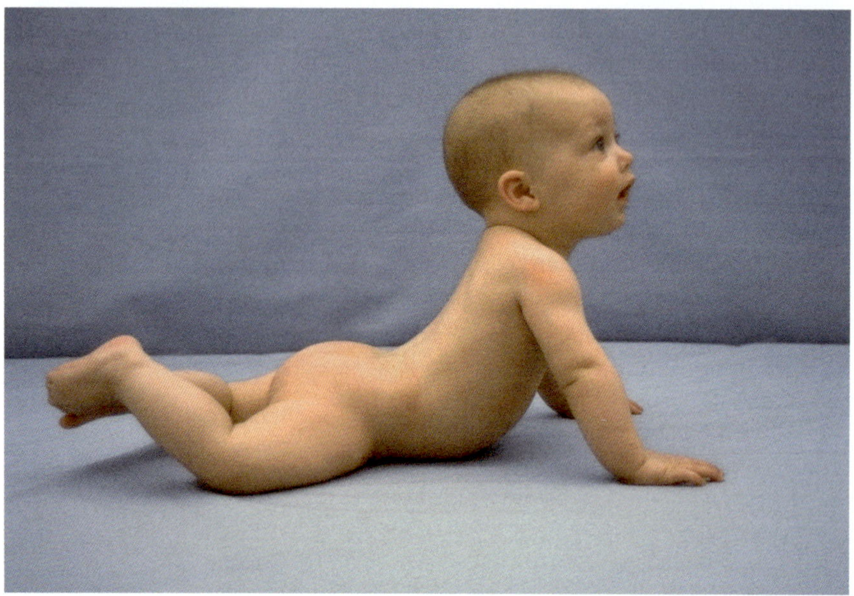

**Abb. 40:** Der Hand-Becken-Stütz. Kopf, Brust und Unterschenkel sind von der Unterlage abgehoben.

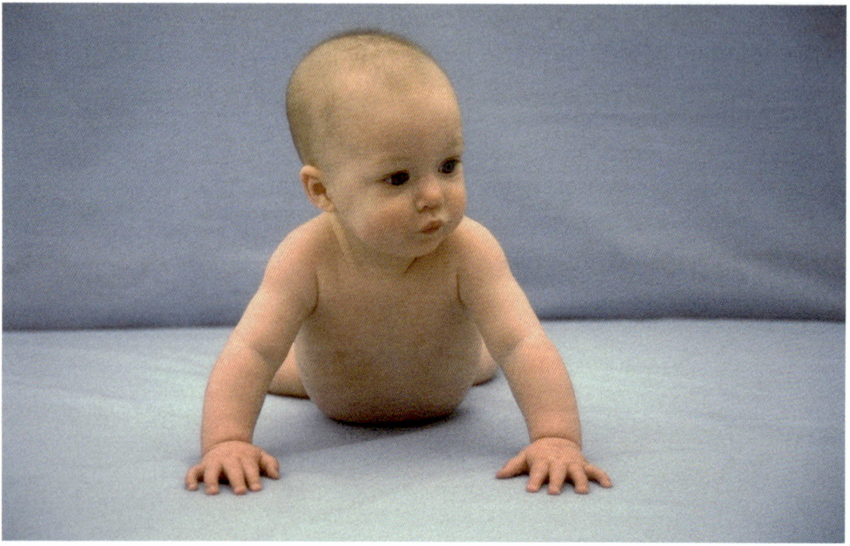

**Abb. 41:** Es stützt sich nur noch auf seine geöffneten Hände ab. Die Ellbogen sind gestreckt.

## Der Hand-Becken-Stütz

Immer höher richtet sich das Kind auf. Dabei streckt es seine Ellbogen durch und stützt sich nur noch auf die geöffneten Hände. Automatisch hebt sich der ganze Brustkorb von der Unterlage ab und die Wirbelsäule bildet einen durchgehenden Bogen vom Hinterkopf bis zur Pofalte. Das Körpergewicht wird durch die abgestützten Hände zum Becken verlagert. Die Oberschenkel liegen abgespreizt, die Unterschenkel sind in den Knien angewinkelt in der Luft.

- Stützt sich mit dem gestreckten Ellbogen auf seine geöffneten Hände.
- Wirbelsäule ist ganz gestreckt.
- Becken und Oberschenkel liegen auf.
- Verlagert Körpergewicht zum Becken.
- Weitere Streckung der Hüften

**Zum Vergleich:**
Nach der MFED beherrschen 90 % der Kinder mit 23 Wochen den Hand-Becken-Stütz.

### Tipp für Eltern

Achten Sie darauf, ob die Hände ganz geöffnet sind. Falls nicht, sprechen Sie mit Ihrem Kinderarzt.

## Ende 7. Monat

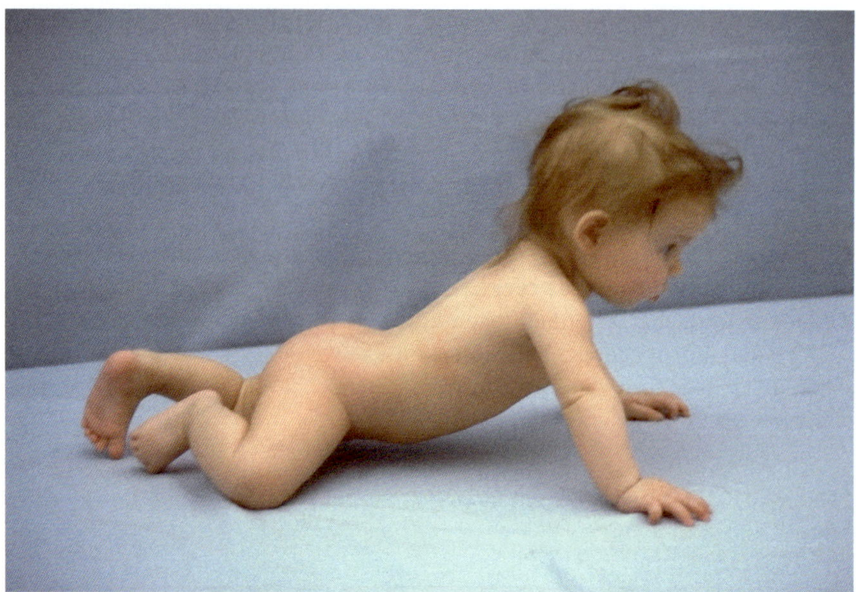

**Abb. 42:** Der Hand-Oberschenkel-Stütz.

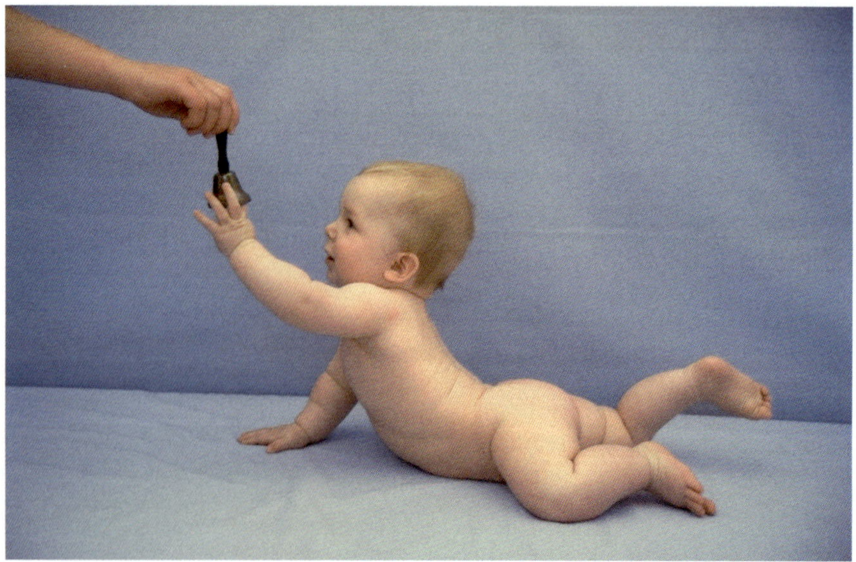

**Abb. 43:** Es hebt einen Arm und stützt sich mit der anderen Hand und dem hochgezogenen Knie ab. Der Einzelhand-Knie-Stütz.

## Der Hand-Oberschenkel-Stütz

Bei seinen vergeblichen Vorwärtsbemühungen schiebt es sich rückwärts. Kurzfristig streckt es seinen Körper bis zu den Knien durch, während Hände und Oberschenkel das Gewicht tragen.

› Verlagert Körpergewicht auf die Oberschenkel.
› Hüften werden gestreckt.

## Der Einzelhand-Knie-Stütz

Hält man dem Kind seitlich in Augenhöhe ein Spielzeug hin, so hebt es einen Arm, um nach dem Gegenstand zu greifen. Sicher kann es auf der stützenden Hand, der unteren, seitlichen Beckenpartie und dem hochgezogenen Knie sein Gleichgewicht halten.

› Hebt einen Arm hoch beim Hand-Becken-Stütz.
› Verlagert sein Gewicht seitlich.

**Zum Vergleich:**
Nach der MFED beherrschten 90 % der Kinder mit 27 Wochen den Einzelhand-Becken-Stütz.

## Ende 8. Monat

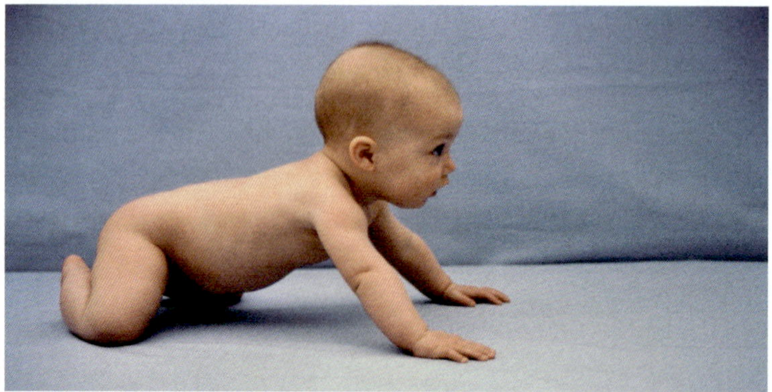

**Abb. 44:** Die Rocking-Position.

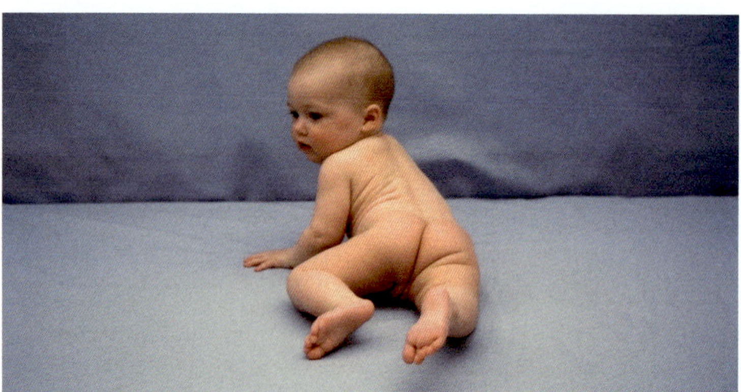

**Abb. 45:** Es dreht sich um seinen eigenen Körper.

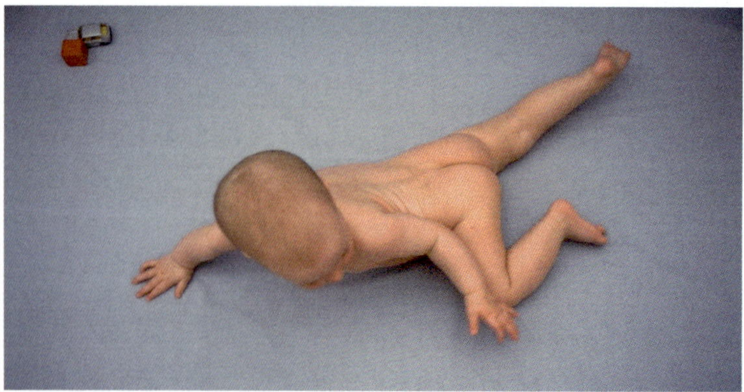

**Abb. 46:** Die untere Körperhälfte ist gestreckt, die obere gebeugt.

## Der Hand-Knie-Stütz

Das Kind kann sich noch nicht vorwärtsbewegen. Durch die Abstützreaktionen der Arme schiebt es sein Körpergewicht nach hinten, dabei hebt es nun das Becken von der Unterlage ab. So tragen Hände und Knie sein Gewicht. Dies ist aber noch nicht der ausgereifte Vierfüßlerstand, mit dem es später krabbelt. Es fehlt ihm dabei in dieser Haltung noch die seitliche Gewichtsverlagerung.

› Rocking Position

## Das Körperkreisen

Die seitliche Gewichtsverlagerung trainiert es auf dem Bauch durch das Körperkreisen. Es dreht sich dabei auf dem Bauch um seinen Nabel nach rechts und nach links. So vergrößert es sein Spielfeld und entdeckt die Seitenlage.

› Dreht sich um den eigenen Körper.

### Tipp für Eltern

Beim Körperkreisen sollte sich die Wirbelsäule auf beiden Seiten gleich gut biegen.

## Ende 9. Monat

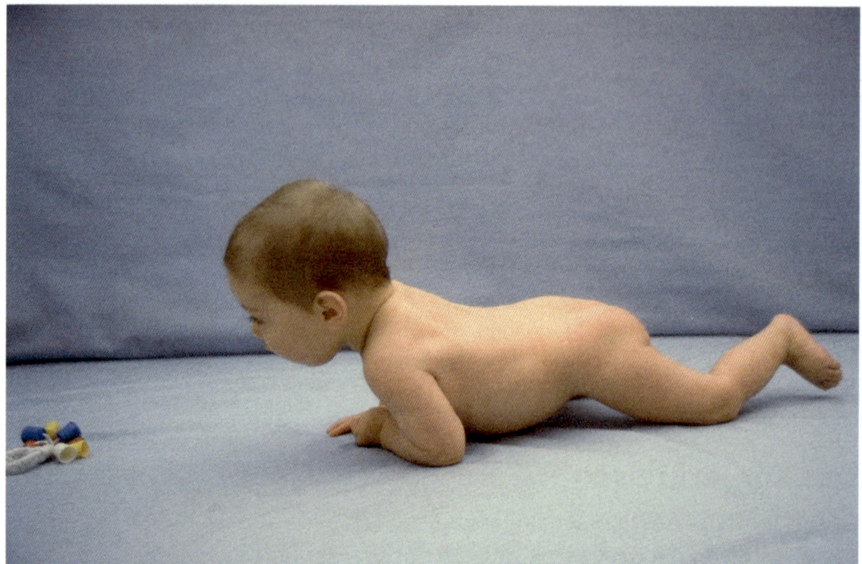

**Abb. 47:** Es robbt.

## Ende 10. Monat

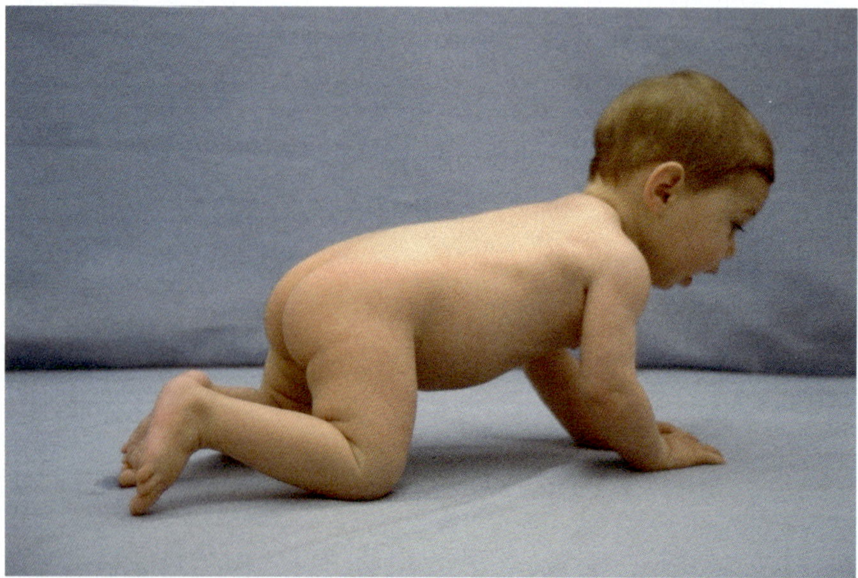

**Abb. 48:** Es geht in den Vierfüßlerstand.

## Es robbt

Beherrscht nun das Kind auf dem Bauch die Gewichtsverlagerung nach hinten und zur Seite, so entdeckt es die Vorwärtsbewegung. Die meisten Kinder robben nun. Mit Hilfe des gebeugten Unterarmes zieht es seinen Körper auf dem Ellbogen zur Seite nach vorne. Die Beine beteiligen sich dabei noch wenig, der Bauch wird schon leicht angehoben.

› Robbt.
› Verlagert Körpergewicht zur Seite nach vorne.

**Zum Vergleich:**
Nach der MFED konnten 90 % der Kinder in der 39. Woche vorwärts robben.

## Der Vierfüßlerstand

Jetzt hebt das Kind beim Abstützen auf die Hände nicht nur Brust und Bauch, sondern auch den Po hoch. So entdeckt es den Vierfüßlerstand. In dieser Vierfüßlerhaltung wippt das Kind auf der Stelle vor und zurück („Schaukeln“).

Dabei verlagert es sein Gewicht gleichmäßig auf Arme und Beine, eine Voraussetzung für das Krabbeln.

› Vierfüßlerstand

**Zum Vergleich:**
Nach der MFED konnten 90 % der Kinder mit zehn Monaten das „Schaukeln“.

## Ende 11. Monat

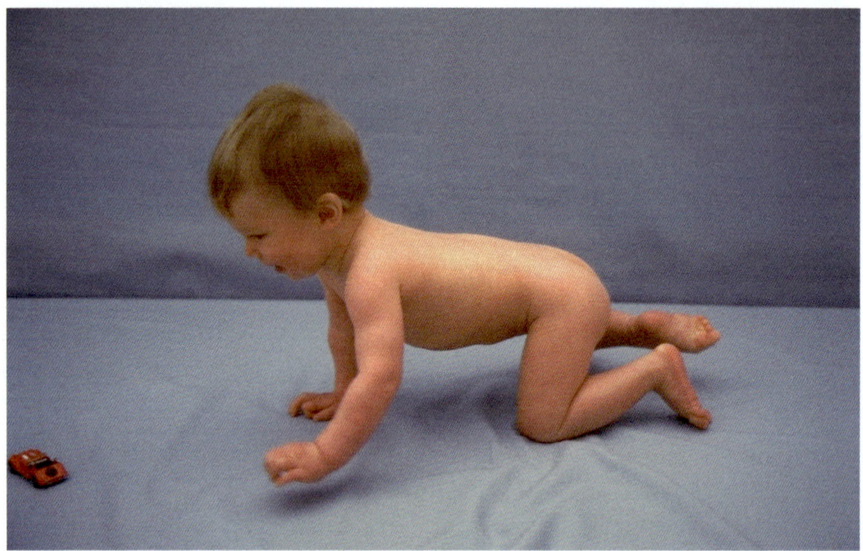

**Abb. 49:** Es kann gut koordiniert krabbeln.

## Es krabbelt koordiniert

Aus dem schrägen Sitz entwickelt es das Krabbeln. Dabei bewegt sich das Kind auf Händen und Knien im Kreuzgang. Abwechselnd bewegt es linken Arm und rechtes Bein, dann rechten Arm und linkes Bein nach vorne.

› Krabbelt im Kreuzgang.
› Die Hüften werden in Mittelstellung gebeugt und gestreckt.

**Zum Vergleich:**
Nach der MFED konnten 90 % der Kinder mit 46 Wochen flüssig krabbeln.

### Tipp für Eltern

Geben Sie dem Kind genügend Bewegungsfreiheit. Der Laufstall soll das Kind nur vor Gefahren schützen.

## Ende 12. Monat

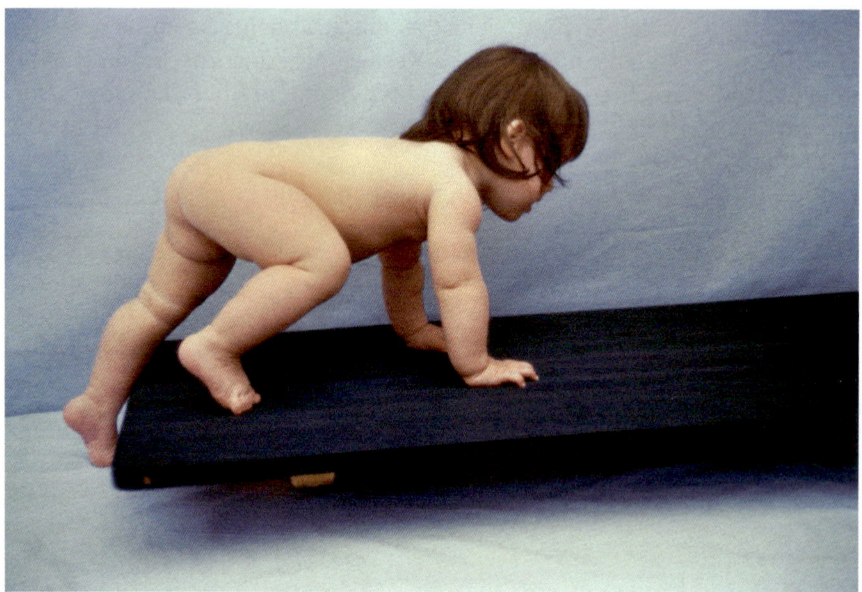

**Abb. 50:** Es krabbelt über Hindernisse.

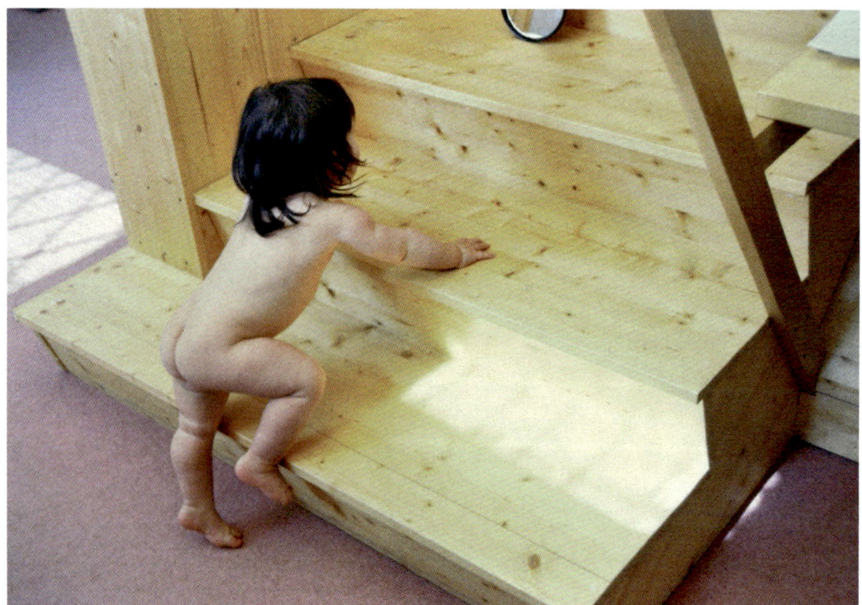

**Abb. 51:** Es krabbelt Stufen hoch.

## Krabbeln über Hindernisse

Sicher und schnell krabbelt das einjährige Kind. Jedes Hindernis kann erklommen werden, selbst Treppen sind nicht mehr sicher vor ihm. Dabei hebt es beim Krabbeln die Füße nicht mehr vom Boden ab. Unterschenkel und Fußrücken bilden eine Linie und berühren zusammen die Unterlage (MFED).

### Tipp für Eltern

Beim Krabbeln sollen Unterschenkel und Fußrücken zusammen den Boden berühren. Sprechen Sie sonst mit Ihrem Kinderarzt, wenn der Unterschenkel sich dabei immer abhebt. Vorsicht vor Stufen, Ihr Kind könnte stürzen.

## Ende 12. Monat

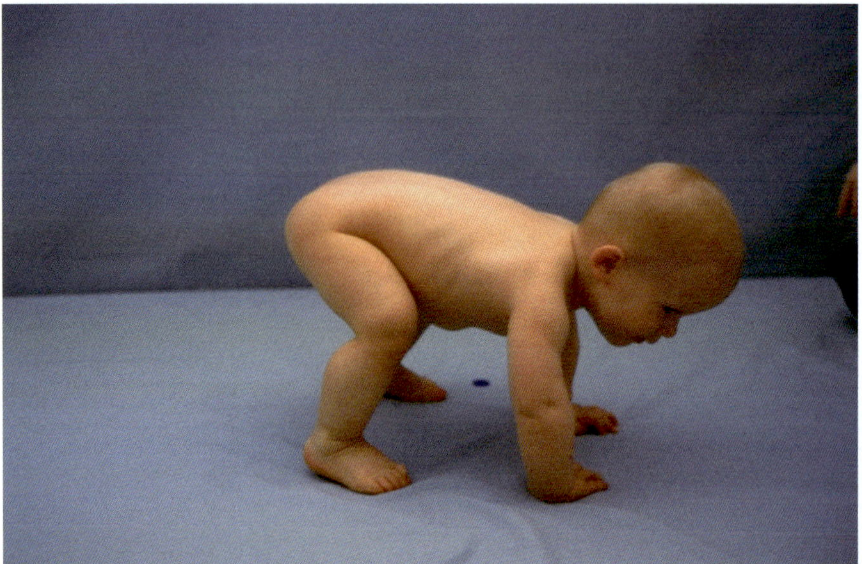

**Abb. 52:** „Der Bärengang“: Hand-Fuß-Stütz.

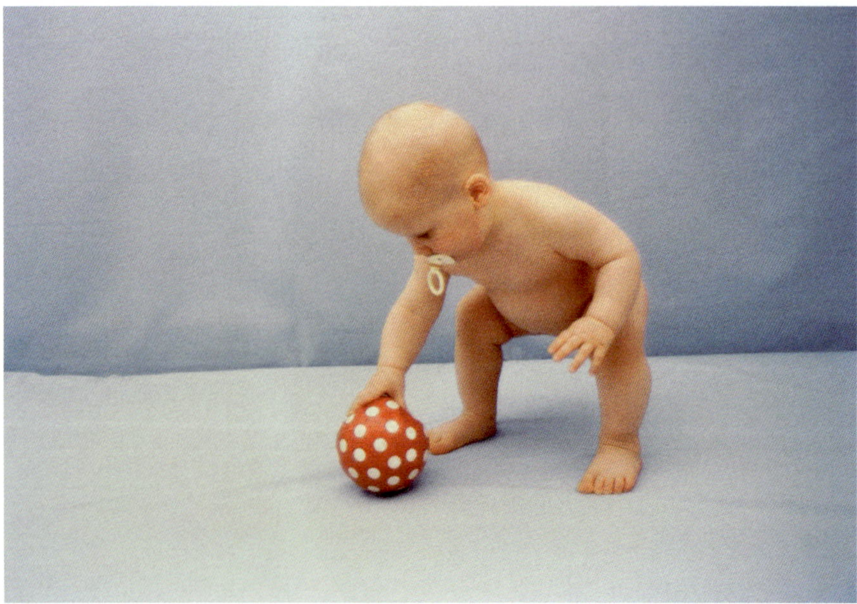

**Abb. 53:** Über die Hockhaltung …

## Der Hand-Fuß-Stütz oder Bärengang

Noch eine andere Art, sich vorwärts zu bewegen, entdeckt es in diesem Alter: den Bärengang. Wie ein Bär berührt es den Boden nur noch mit seinen Händen und Füßen und krabbelt so vorwärts.

› Vom Hand-Fuß-Stütz kommt es über die Hockhaltung zum freien Stand.
› Stützt sich auf Hände und Füße.

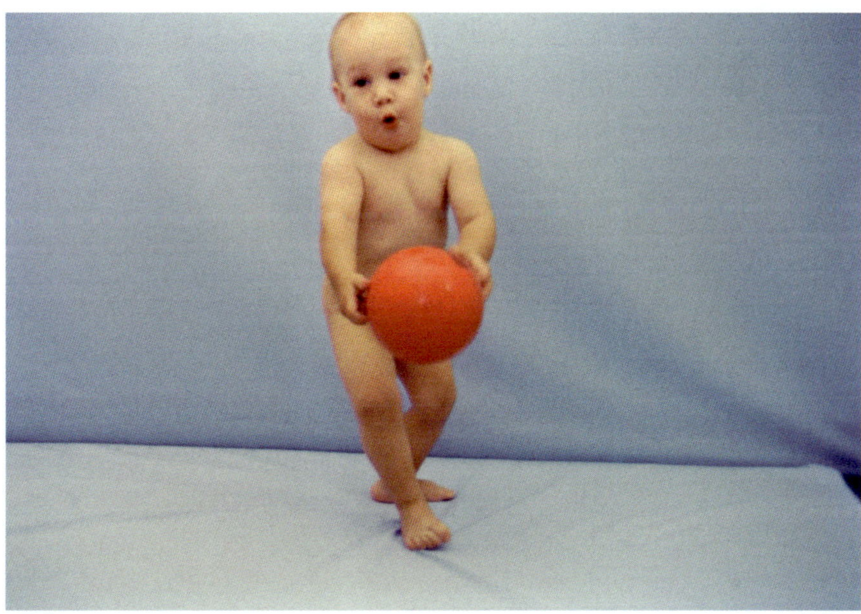

**Abb. 54:** ... zum Stand.

# Die Bewegungsentwicklung zur Seite

## Neugeborenes

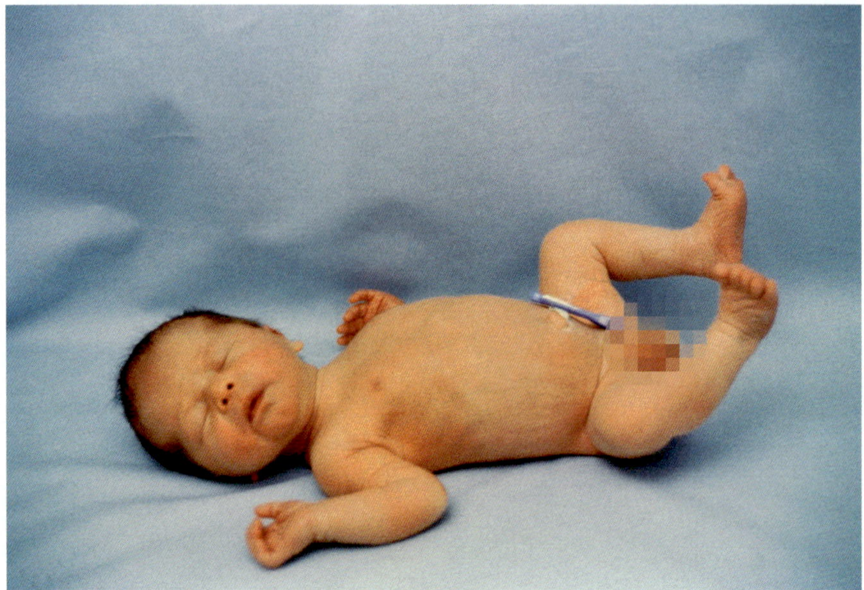

**Abb. 55:** Das Neugeborene liegt asymmetrisch.

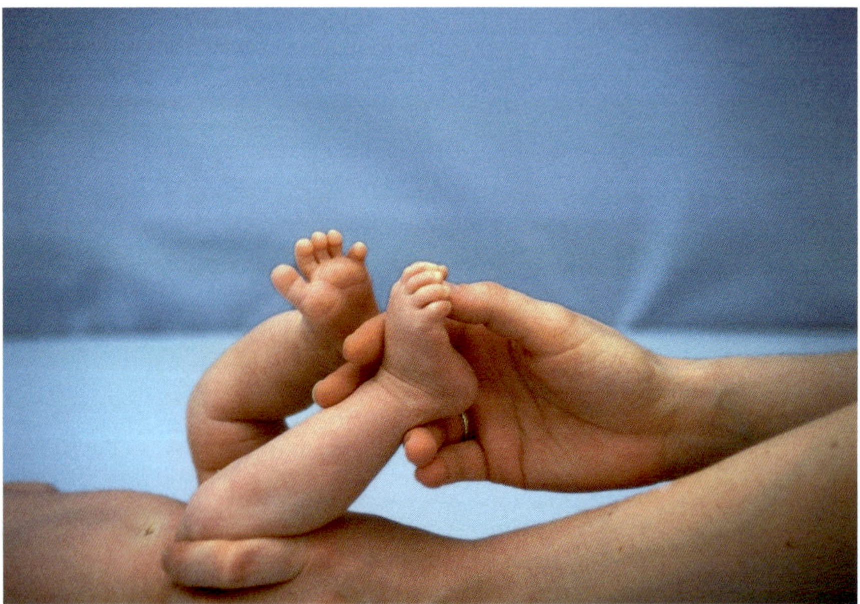

**Abb. 56:** Der „Fußzehen-Greif-Reflex“.

## Der junge Säugling liegt schief

In den ersten Wochen dreht der Säugling den Kopf auf die rechte und linke Seite, erst später ruht der Kopf in der Mitte. Die Arme liegen im Ellbogengelenk gebeugt neben dem Rumpf. Die Wirbelsäule ist in den ersten Monaten asymmetrisch, d. h. zur rechten oder zur linken Seite gebogen. Ende des dritten Monats wird sie gerade. Die Beine des Neugeborenen sind abgespreizt und in den Hüft- und Kniegelenken gebeugt, die Füße hochgezogen.

› Liegt asymmetrisch.

## Der „Fußzehen-Greif-Reflex"

Alle Neugeborenen haben einen Fußzehen-Greif-Reflex. Durch berühren der Fußsohle in Höhe der Zehenballen wird er ausgelöst. Reflektorisch beugen sich alle Zehen. Das Bein soll dabei in Hüfte und Knie gebeugt gehalten werden.

Sollte dieser schwach oder gar nicht auslösbar sein, dann könnte eine Bewegungsstörung die Ursache sein. Dieser Reflex verschwindet bei der Aufrichtung und erlischt mit dem Laufen.

› Beugt reflektorisch die Zehen.

### Tipp für Eltern

Der junge Säugling dreht seinen Kopf bevorzugt zum Licht. Deshalb sollten Sie darauf achten, dass die Lichtquelle nicht einseitig auf das Bett scheint.

## Ende 1. Monat

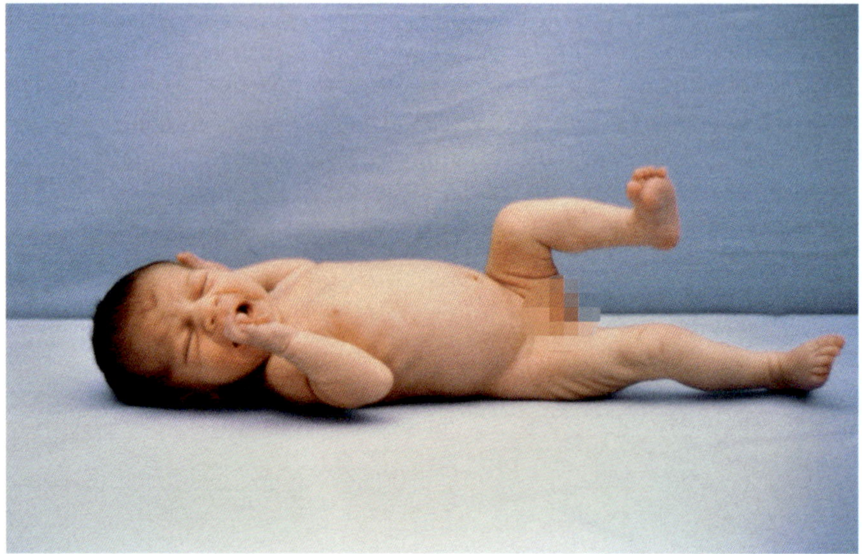

**Abb. 57:** Es strampelt primitiv.

## Ende 2. Monat

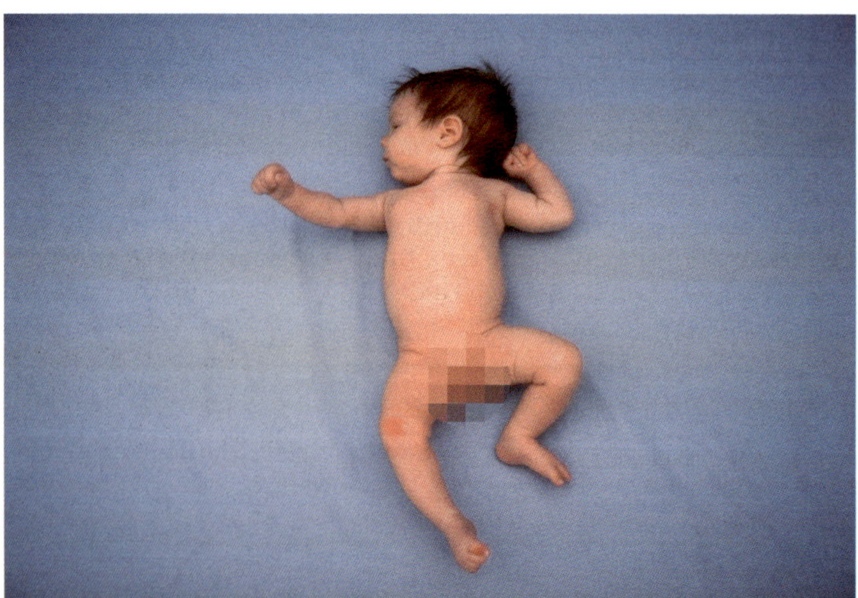

**Abb. 58:** Die „Fechterstellung".

## „Primitives Strampeln"

Der wache Säugling liegt nicht regungslos, sondern strampelt kräftig. Dabei ist dieses Strampeln primitiv, d. h., beim Strampeln sind die Beine in allen Gelenken total gebeugt oder gestreckt. Wobei das Hüftgelenk nicht gestreckt wird, sondern lediglich der Unterschenkel (*Vojta*). Da der Säugling in den ersten Monaten auf dem Rücken sein Gleichgewicht noch nicht halten kann, liegt er meist im Rumpf schief.

› Strampelt unwillkürlich.

## Die „Fechterstellung"

Der Säugling liegt auf dem Rücken noch instabil. Er reagiert auf seine Umwelt mit unkoordinierten Körperbewegungen. Wach schaut er, was in seiner Nähe geschieht, aber jeglicher Greifversuch endet in der „Fechterstellung" (*Vojta*).

Dabei reagiert der Körper zur Kopfdrehung mit. Gesichtsarm und -bein werden gestreckt, während hinter Hinterhauptsarm und -bein gebeugt werden.

› Reagiert mit den Gliedmaßen auf die seitliche Kopfdrehung.

## Ende 3. Monat

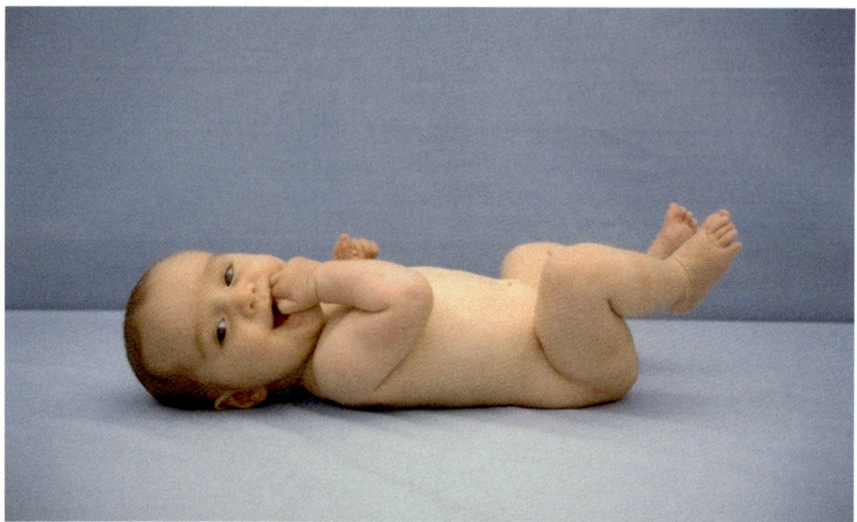

**Abb. 59:** Der Säugling hält Arme und Beine vor dem Körper. Die liegende Sitzhaltung.

## Ende 4. Monat

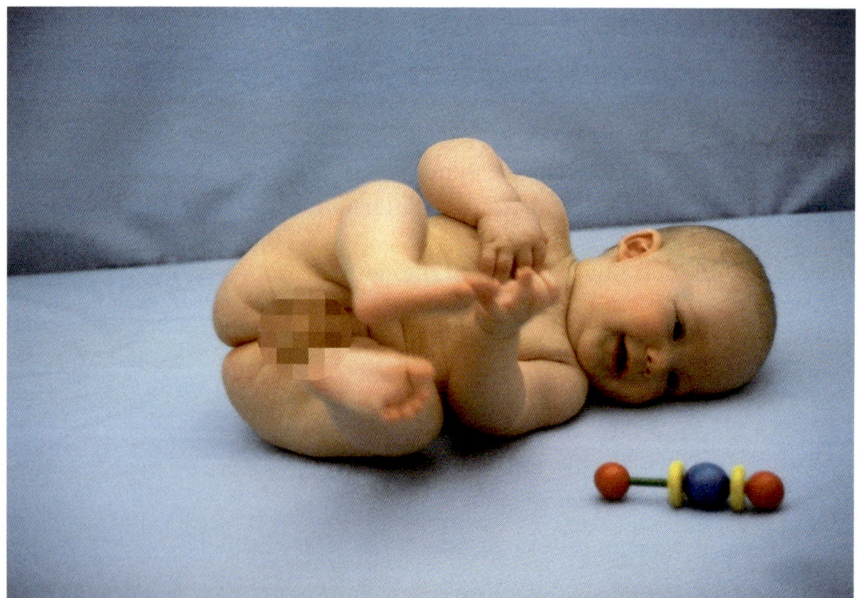

**Abb. 60:** Er rollt zur Seite.

## Es hält Arme und Beine vor dem Körper

Der Säugling ist nicht mehr schreckhaft. Kopf, Rumpf und Becken liegen fest auf der Unterlage. Dies bietet ihm genügend halt, um Arme und Beine vor seinem Körper zu beugen und gegen die Schwerkraft zu halten. Die Rückenstreckmuskulatur arbeitet jetzt erst koordiniert. Es findet seine Körpermitte, es liegt nicht mehr asymmetrisch, sondern gerade. Dies ist die Startstufe der Willkürbewegungen (Vojta).

› Rumpf liegt gerade (Linie Nase-Kinn-Brustbein-Nabel-Schambein ist gerade).
› Arme und Beine werden gebeugt vor dem Körper gehalten.
› Hält Gleichgewicht auf dem Rücken.

Die Rückenstreckmuskulatur wird trainiert.

### Tipp für Eltern

Ihr Säugling sollte nun im Rumpf gerade liegen. Den Kopf soll er nach beiden Seiten gleich gut drehen können. Fällt Ihnen eine ständige schiefe Haltung auf, so zeigen Sie dies Ihrem Kinderarzt.

## Es rollt zur Seite

Mit wachsendem Interesse an seiner Umwelt vergrößert es auch seinen Aktionsradius. Rein zufällig rollt es sich zur Seite, wobei Kopf und Rumpf auf der Unterlage ruhen. Arme und Beine hält es dabei gebeugt vor dem Körper. Freude hat es an der neuen Bewegung, kann aber auf der Seite sein Gleichgewicht noch nicht halten und rollt wieder auf den Rücken zurück.

› Rollt zur Seite.

### Tipp für Eltern

Ihr Kind sollte nicht mehr schreckhaft sein. Achten Sie darauf, ob die Beine gebeugt in die Luft gehalten werden, wenn es mit den Händen spielt.

## Ende 5. Monat

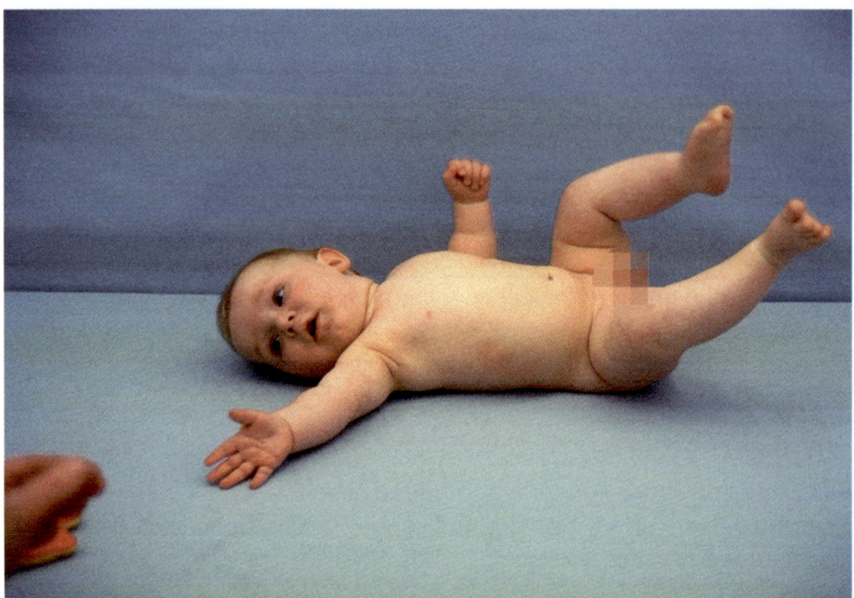

**Abb. 61:** Es fängt an ...

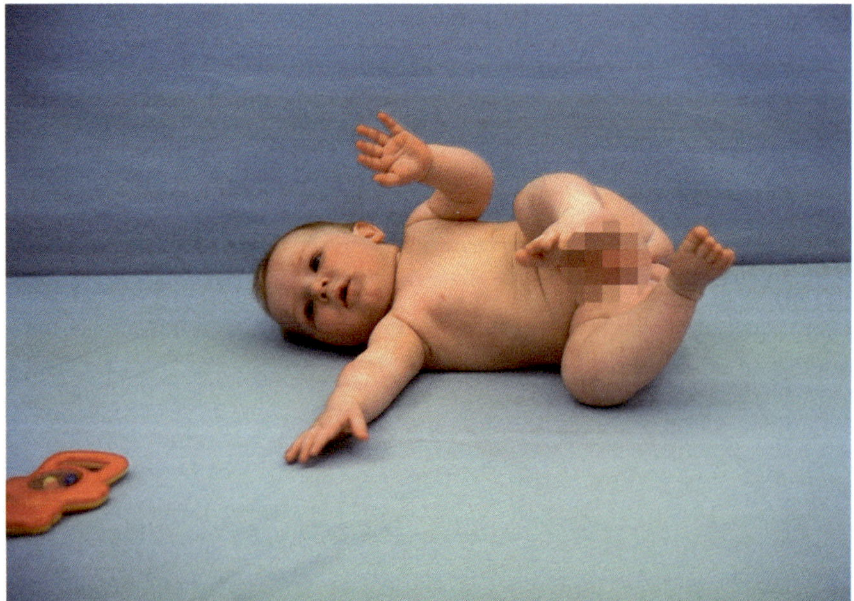

**Abb. 62:** ... sich zu drehen.

## Erste willkürliche Drehversuche

Immer aktiver und zielstrebiger wird das Rollen zur Seite. Der obenliegende Arm und das Bein streben über die Körpermitte zur anderen Seite. Kräftig ziehen die (schrägen) Bauchmuskeln die obere Beckenhälfte schräg nach oben. Mit dieser Schrägstellung des Beckens beginnt die Beindifferenzierung, d. h., das obere Bein bleibt gebeugt gehalten, während das untere Bein immer mehr gestreckt wird. Kopf und untere Körperpartie liegen auf der Unterlage.

› Stellt Becken schräg.
› Streckt und beugt im Wechsel unteres und oberes Bein.

## Ende 6. Monat

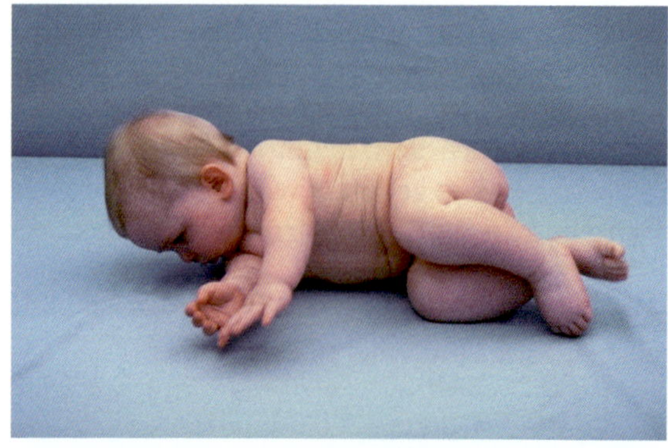

**Abb. 63:** Es dreht sich über eine Seite vom Rücken auf dem Bauch.

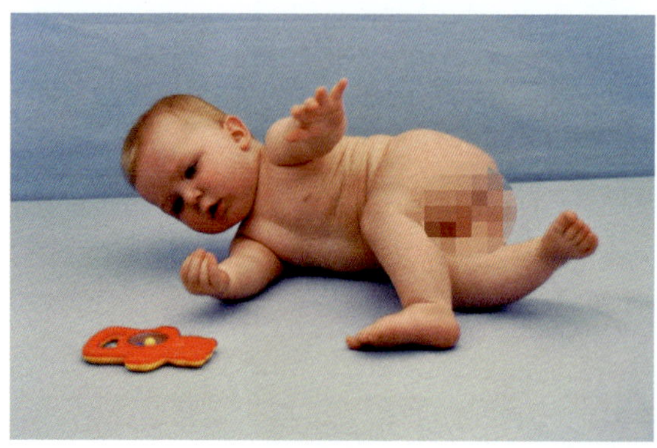

**Abb. 64:** Beachte die Beindifferenzierung.

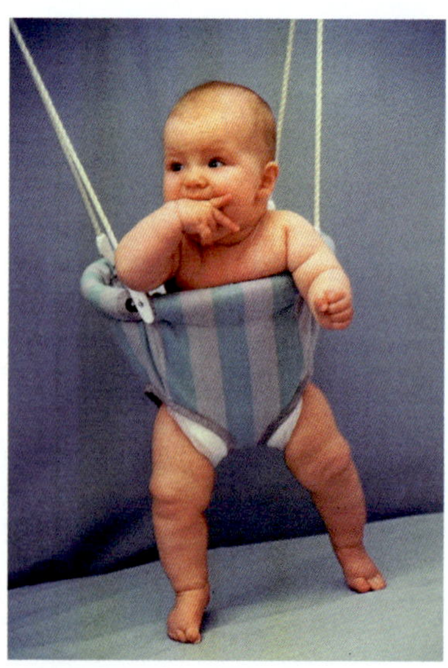

**Abb. 65:** Babyhopser.

## Das Drehen vom Rücken auf dem Bauch

Mit einem halben Jahr dreht sich der Säugling vom Rücken auf den Bauch. Er kann sich gut auf die untere Schulterpartie abstützen und den Kopf dabei seitlich vom Boden heben. Gezielt greift er mit der oberen Hand über seinen Körper zur anderen Seite. Die obere Rumpfhälfte ist zusammengezogen, die untere gestreckt. Das Becken ist schräg gestellt. Die Beine bewegt er nun differenziert im Schreitautomatismus. Die untere Seite ist die stützende, die obere die bewegliche. Die meisten Säuglinge drehen sich erst über eine Seite.

- Dreht sich vom Rücken auf den Bauch.
- Hebt Kopf dabei seitlich an, während die untere Seite den nötigen Halt gibt.
- Bewegt Beine in Schrittstellung.

## Der Babyhopser

Mit der Hoffnung, das Kind lerne schneller stehen, setzen einige Eltern ihre Kinder in den Babyhopser. Tatsächlich wird es auf diese Weise nur auf den Zehen stehen. In schlimmen Fällen kommt es zur Spitzfußhaltung. Um nicht später auf den Zehen laufen zu müssen, benötigen Kinder ihr eigenes Körpergewicht als Training. Außerdem kann das Kind in diesem Gerät nicht die Beindifferenzierung üben, wie dies auf dem Boden liegend der Fall ist. Das Gerät wird in einen Türrahmen gehängt und es besteht die Gefahr, dass die Verankerung sich löst und diese auf den Kopf des Kindes fällt.

### Tipp für Eltern

Benutzen Sie keinen Babyhopser. Die Beindifferenzierung könnte dadurch empfindlich gestört werden. Die falsche Streckung der Beine wird eingeübt.

## Ende 7. Monat

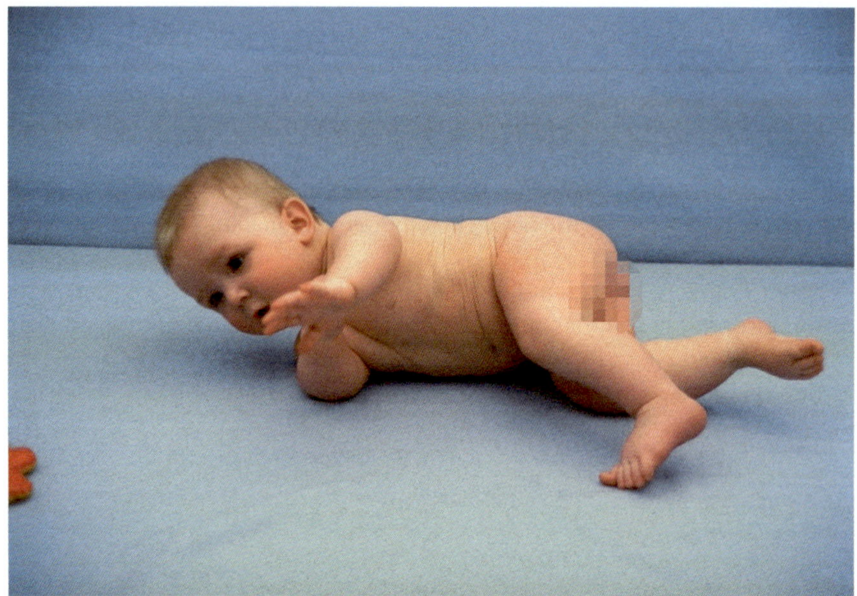

**Abb. 66:** Es dreht sich über beide Seiten vom Rücken auf den Bauch, …

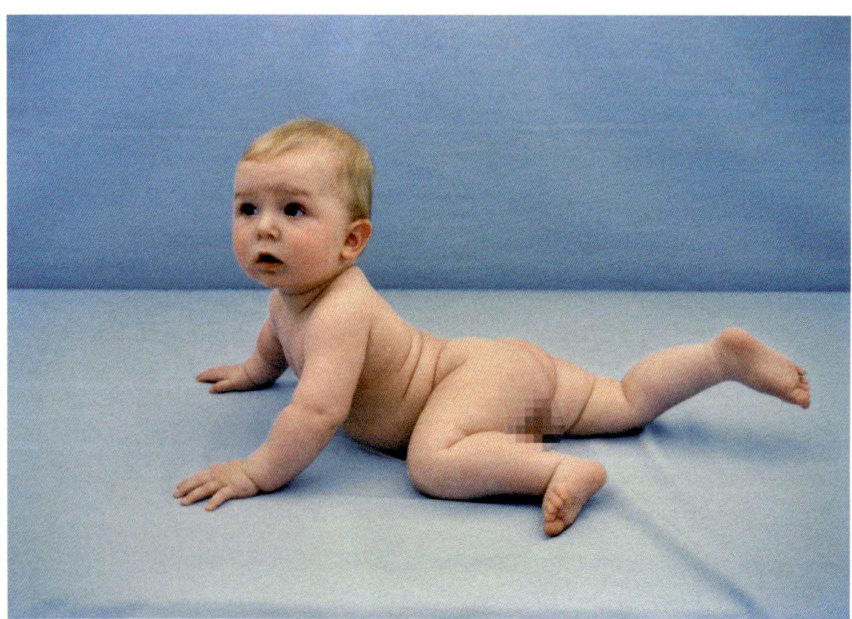

**Abb. 67:** … liegend läuft es über die Seite auf den Bauch.

## Es dreht sich nach beiden Seiten

Das aktive Drehen ist nun voll ausgebildet. Das Kind beherrscht jetzt beide Seiten. Dieser Bewegungsablauf ist eine wichtige Voraussetzung für das spätere Laufen. Ständig hat es Stütz- oder Spielseite im Wechsel, je nachdem nach welcher Seite es sich dreht. Die untere Seite ist die Stütz-, später Standbein Phase, die obere Seite ist die -fortbewegende- Spielbeinphase. Alle Muskelgruppen werden so liegend für das Laufen trainiert. Man kann sich vorstellen, dass es beim Drehen liegend über die Körpermitte zur anderen Seite läuft.

› Dreht sich nach beiden Seiten.
› Läuft liegend um seine Körperachse.

### Tipp für Eltern

Ihr Kind darf nicht vom Bauch auf den Rücken fallen. Es sollte nicht überstreckt sein. Jetzt kann es sich nach beiden Seiten gleich gut drehen.

## Ende 8. Monat

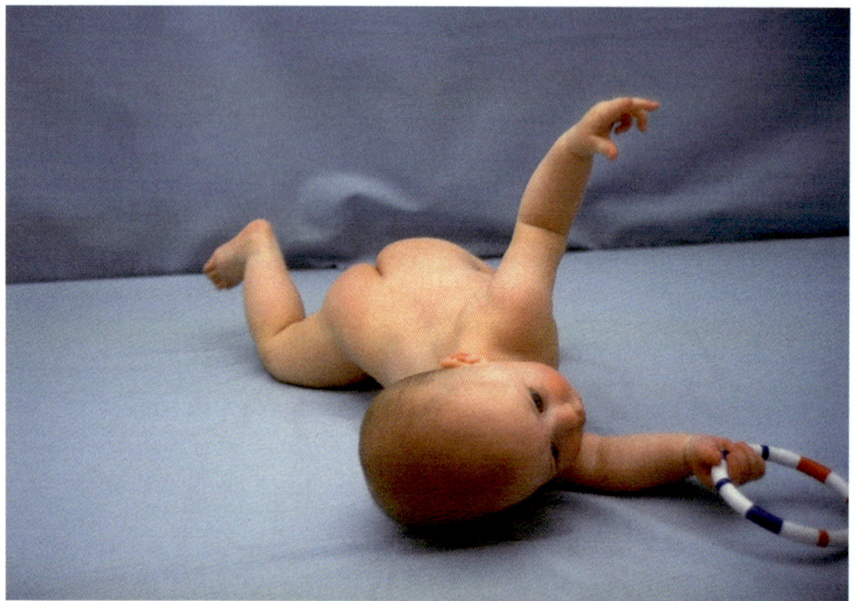

**Abb. 68:** Es dreht sich vom Bauch ...

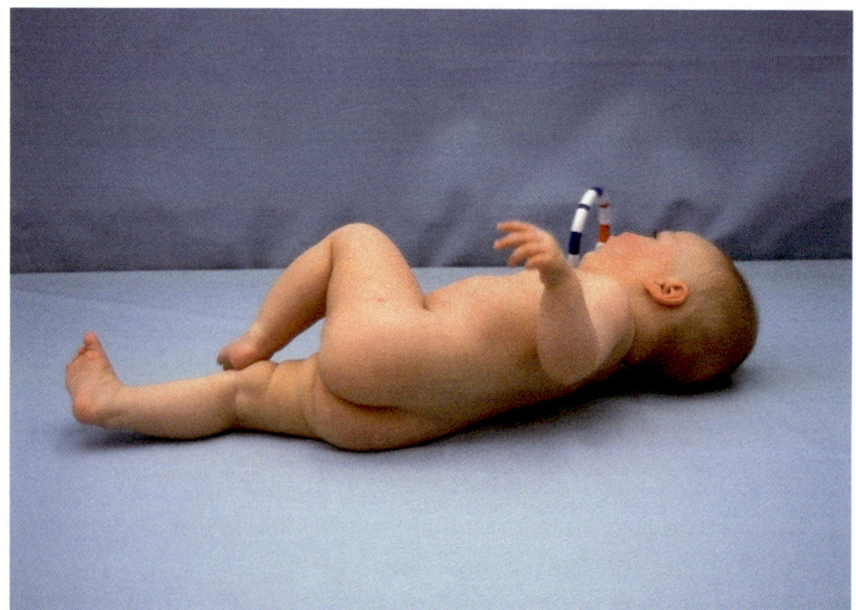

**Abb. 69:** ... auf den Rücken.

## Es dreht sich vom Bauch auf den Rücken

Noch eine Bewegungsform entdeckt das Kind in diesem Alter: das Drehen vom Bauch auf den Rücken. Blickt das Kind schräg nach hinten, dann legt es den Kopf ab und dreht sich vom Bauch auf den Rücken. Mit dieser Drehung ist nicht ein Umkippen gemeint, was bei überstreckten Säuglingen in frühen Monaten manchmal zu sehen ist (dies ist ein Zeichen einer Koordinationsauffälligkeit). Es unterscheidet sich durch eine Drehung der Wirbelsäule zwischen Becken- und Schultergürtel. Diese Wirbelsäulendrehung gibt dem Kind die Beweglichkeit nach beiden Seiten.

- Dreht sich vom Bauch auf den Rücken.
- Dreht Wirbelsäule zwischen Schulter- und Beckengürtel.

## Ende 8. Monat

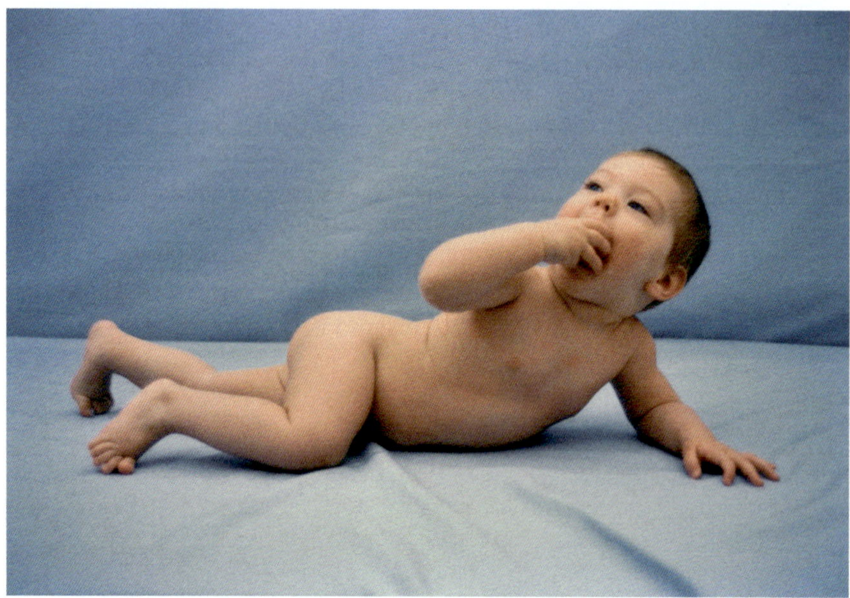

**Abb. 70:** Es spielt gerne auf der Seite. Beachte die Schrittstellung.

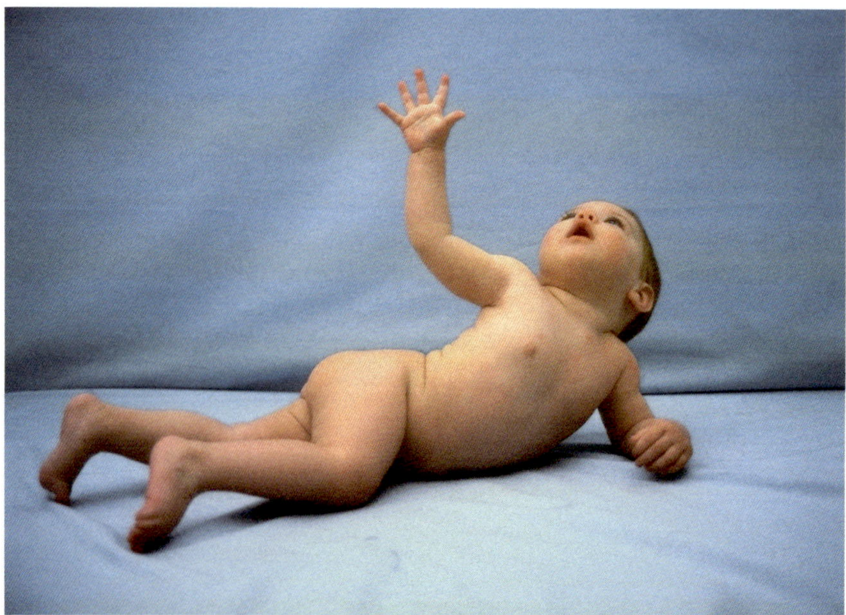

**Abb. 71:** Es kann gezielt seinen Arm nach oben heben.

## Spielt auf der Seite und greift gezielt nach oben

Mit vier Monaten ist der Säugling noch rein zufällig zur Seite gerollt.

Jetzt kommt er über das Körperkreisen in die Seitenlage. Durch den aufgestützten Ellbogen richtet er seinen Rumpf seitlich auf. Dort spielt er gerne mit gutem Gleichgewicht. Die Beine hält er im Schreitautomatismus und übt so die Schrittstellung ein. Wie ein Akrobat hält er den Kopf und freien Arm hoch. Dieses Armheben ist eine wichtige Voraussetzung für das spätere Hochziehen zum Stehen *(Vojta)*.

- Kommt über das Körperkreisen in die Seitenlage
- Hält sein Gleichgewicht auf der Seite und spielt dort.
- Greift auf der Seite gezielt nach oben.

### Tipp für Eltern

Verzichten Sie auf ein Lauflerngrät. Damit kann es die freie Balance der Beine nicht lernen. Falsche Streckbewegungen der Beine können damit eingeübt werden. Es besteht die Gefahr, dass Ihr Kind später auf den Zehen läuft.

## Ende 9. Monat

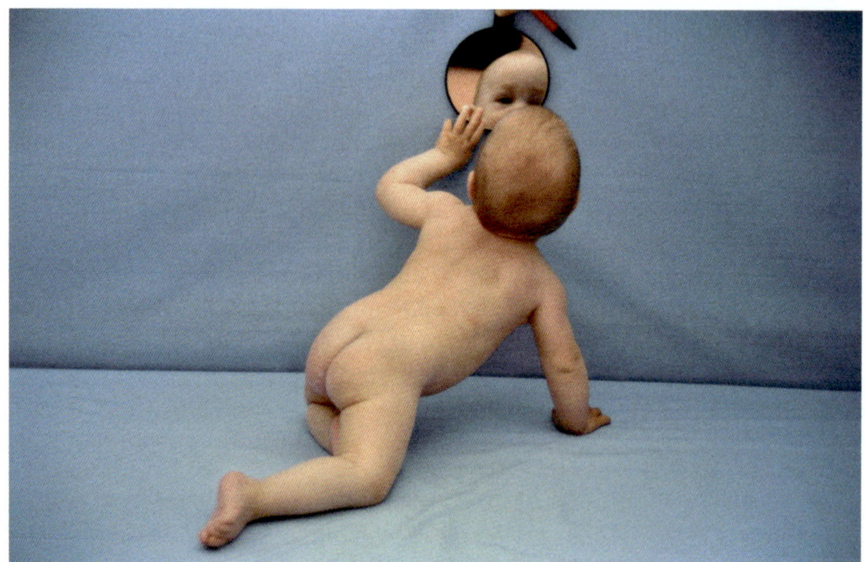

**Abb. 72:** Es krabbelt an …

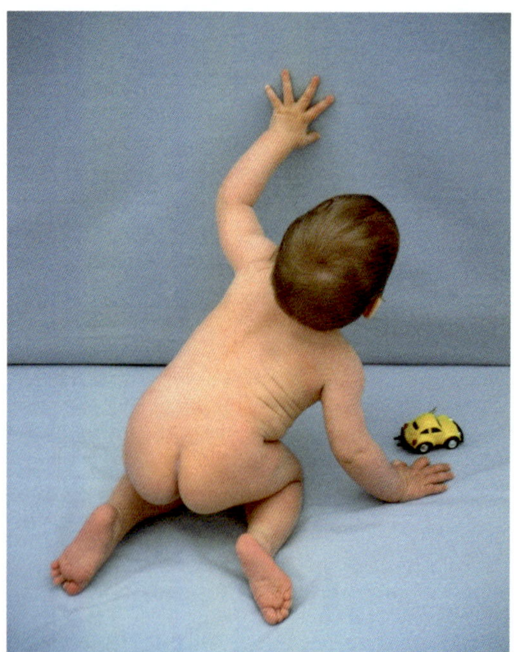

**Abb. 73:** … den Wänden und …

## Es krabbelt an Wänden und Gegenständen hoch

Alle Fertigkeiten brauchen Zeit, um sich zu entwickeln. Neun Monate hat das Kind nun alle Bewegungsabläufe liegend ausprobiert. Endlich ist es kräftig genug, um sich aufrichten zu können. Seine Krabbelversuche beschränkt es nun nicht mehr alleine auf dem Boden, sondern es will auch an der Wand oder anderen Gegenständen hoch. Mit einem Arm stützt es sich ab, mit dem anderen Arm zieht es sich hoch. Beide Beine beugt es an. So entdeckt es den Kniestand.

› Krabbelt die Wand hoch.
› Entdeckt den Kniestand.

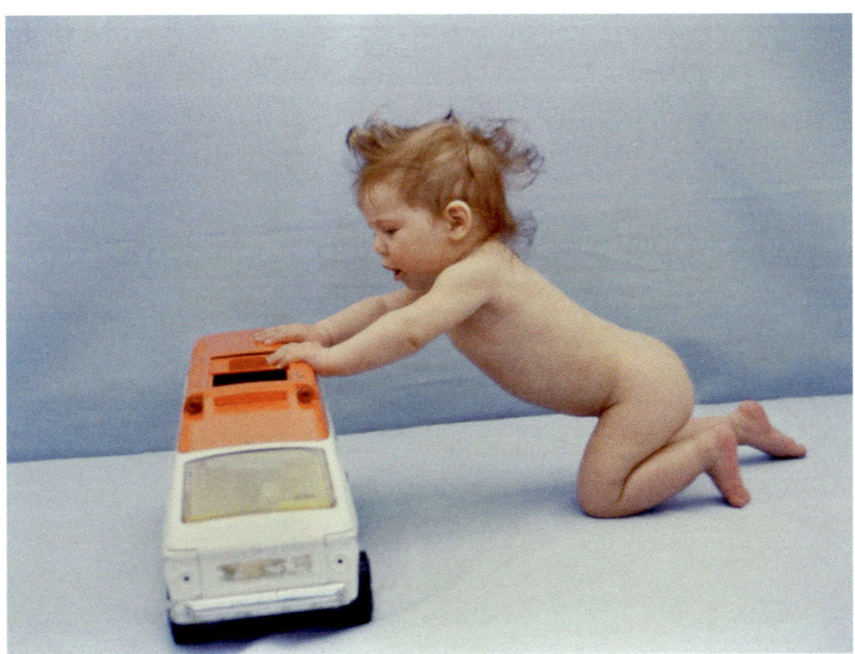

**Abb. 74:** … Gegenständen hoch.

## Ende 10. Monat

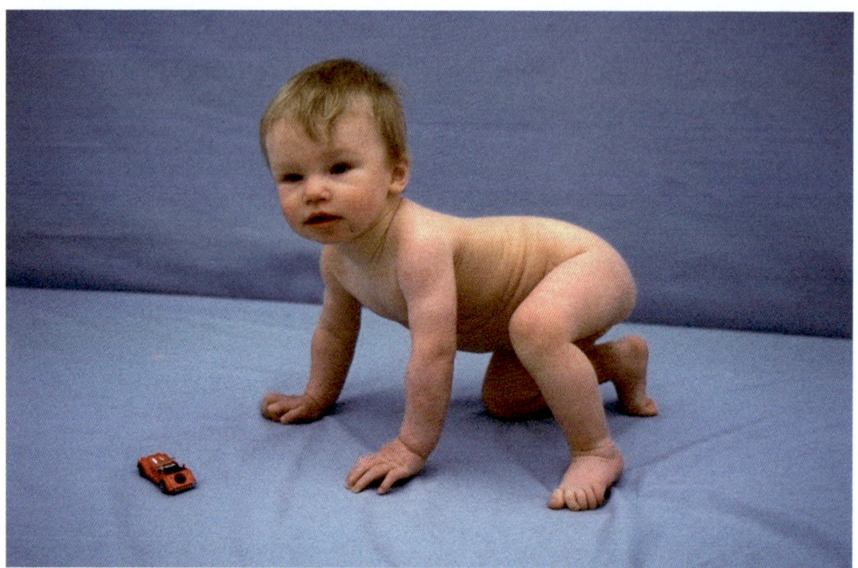

**Abb. 75:** Es stellt ein Bein beim Krabbeln auf.

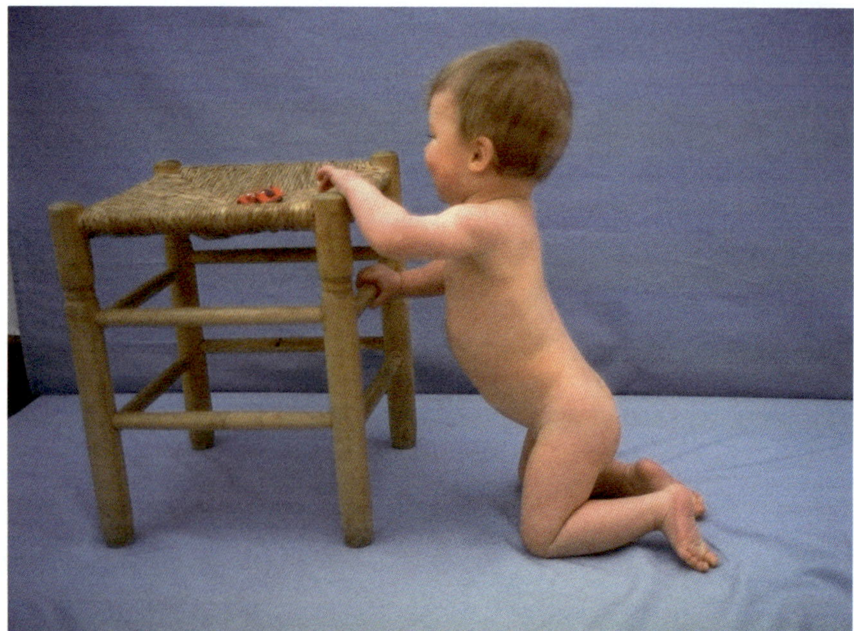

**Abb. 76:** Es zieht sich an den Gegenständen hoch.

## Beim Krabbeln stellt es ein Bein auf

Immer wieder stellt es beim Krabbeln ein Bein seitlich gebeugt auf. Dies ist schon eine Vorübung für das Hinstellen.

› Stellt ein Bein auf.

## Zieht sich zum Kniestand hoch

Lockt man das Kind mit einem Spielzeug und legt dieses auf den Stuhl, so krabbelt es hin und zieht sich mit den Armen zum Kniestand hoch.

› Zieht sich zum Kniestand hoch.

## Ende 10. Monat

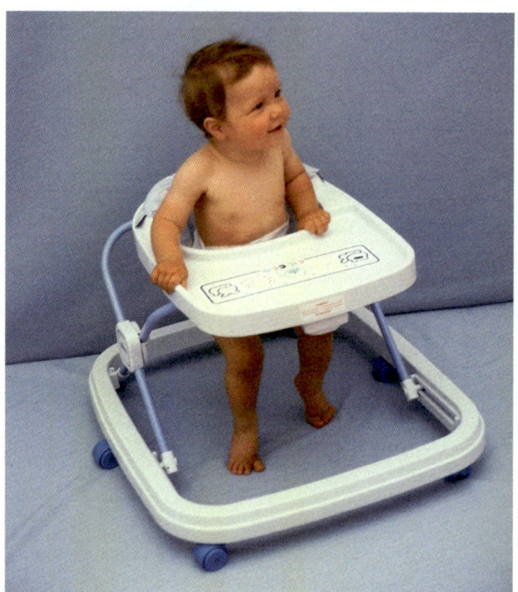

**Abb. 77:** Natürliche Gehbewegungen werden gestört.

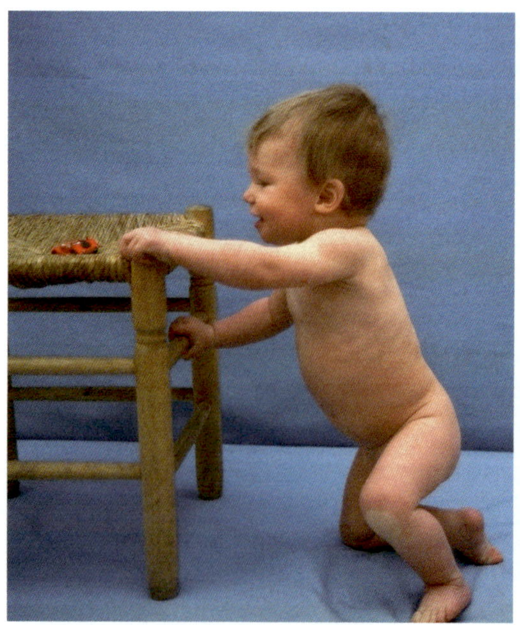

**Abb. 78:** Es stellt ein Bein auf.

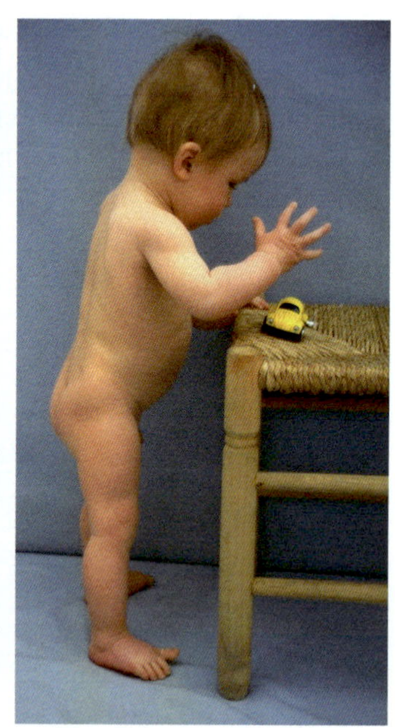

**Abb. 79:** Es steht mit Halt.

## Das Lauflerngerät

Häufig werden Lauflerngeräte gekauft, die dem Kind das Laufenlernen erleichtern soll. Tatsächlich trainiert es in diesem Gerät eher den Zehenspitzengang. Die Folge ist, dass die natürlichen Gehbewegungen verhindert und krankhafte Gehbewegungen unterstützt werden. Da es in diesem Gerät keine Möglichkeit hat, sein Körpergewicht auf die Fußsohlen zu stellen, fehlt das Gleichgewichtstraining. Die Laufrollen verhelfen dem Kind übrigens zu einer Beweglichkeit, deren Folge es nicht überblicken kann (Treppensturz).

Krabbeln und selbstständiges Hochziehen an Möbeln ist in dieser Entwicklungsphase noch immer die beste Übung.

## Es stellt ein Bein seitlich auf und zieht sich an den Gegenständen hoch

Aus dem Kniestand heraus, stellt es ein Bein gebeugt vor, zieht sich mit den Armen hoch und kommt über den Halbkniestand zum Stehen.

› Kommt über den Halbkniestand zum Stand.

**Zum Vergleich:**
Nach der MFED konnten 90 % der Kinder mit elf Monaten sich zum Stehen hochziehen.

### Tipp für Eltern

Ziehen Sie Ihrem Kind noch keine Schuhe an. Barfußlaufen ist für die Füße gesünder. So haben sie direkten Bodenkontakt und die Fußmuskeln können sich dem Boden anpassen und kräftig werden. Rutschfeste Socken halten die Füße warm. Die Socken sollten aber passen, sie sollten nicht zu kurz sein. Die Fußsohle des Sockens sollte anderthalb Zentimeter über den Zehen stehen.

## Ende 10. Monat

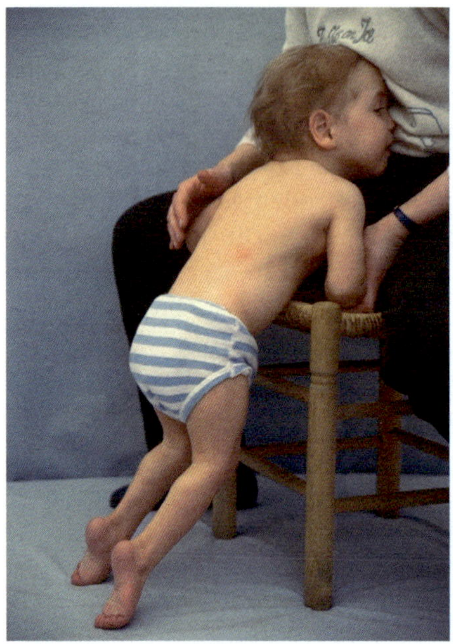

**Abb. 80:** Auslösen falscher Beinstreckung.

## Ende 11. Monat

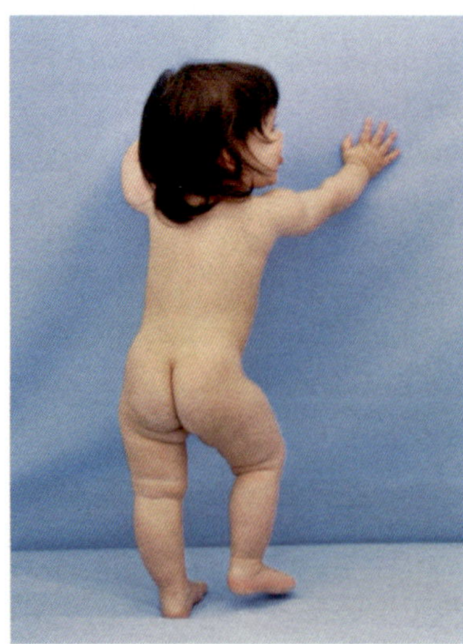

**Abb. 81:** Es geht seitwärts an den Händen ...

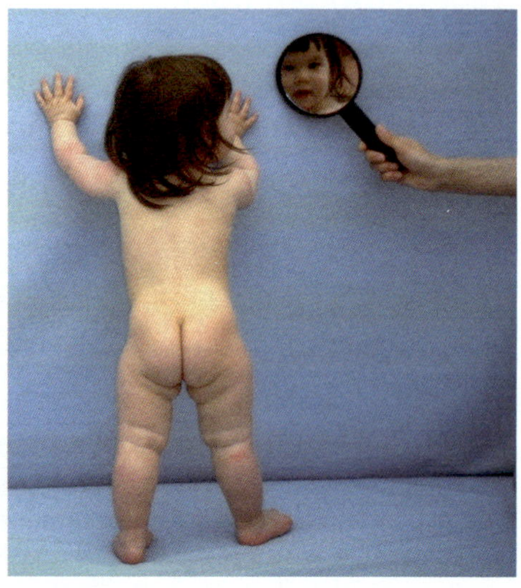

**Abb. 82:** ... und Füßen an einer Wand entlang.

## Auslösen falscher Streckung der Beine

Einige Kinder ziehen sich mit den Armen hoch und strecken dabei gleichzeitig zusammen beide Beine. Die Beine sind versteift und zeigen mit den Zehen verkrampft zum Boden. Es fehlt diesen Kindern die Beindifferenzierung. Da könnte es sich um eine Bewegungsstörung handeln.

## Die ersten seitlichen Schritte

Immer sicherer wird sein Stehen. Aus dieser Sicherheit heraus wagt es die ersten Schritte auf der Stelle und dann zur Seite. Dabei verlagert es sein Gewicht abwechselnd auf seine Beine, benötigt aber noch seine Hände als Halt. Es geht mit Händen und Füßen seitwärts an einer Wand entlang.

› Geht seitlich an einer Wand entlang mit Gewichtsverlagerung auf die Beine.

**Zum Vergleich:**
Nach der MFED konnten 90 % der Kinder in der 45. Woche die ersten Schritte zur Seite machen.

## Ende 12. Monat

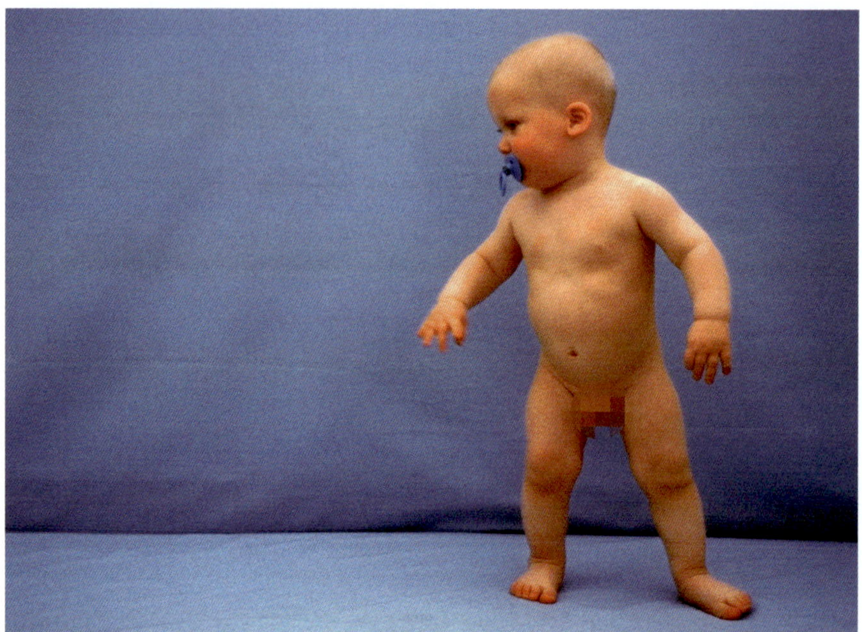

**Abb. 83:** Es steht frei.

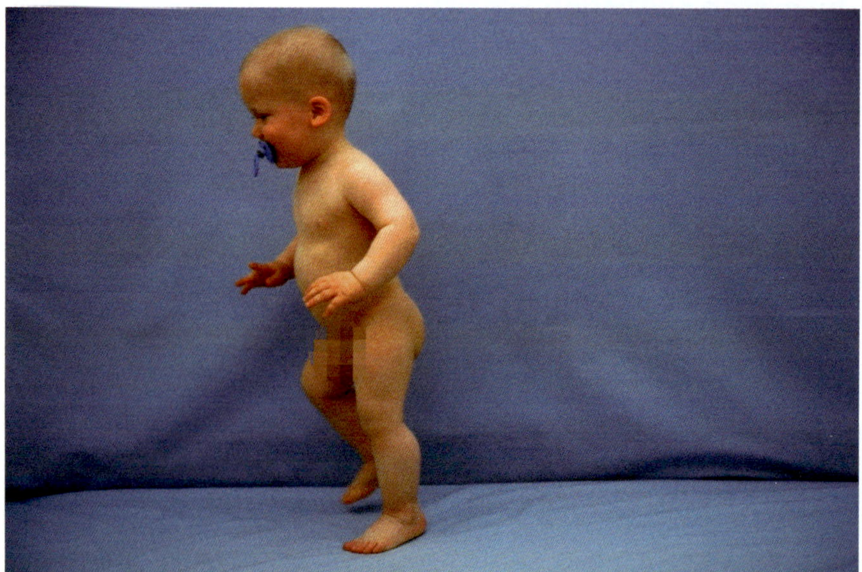

**Abb. 84:** Die ersten Schritte.

## Es steht frei

Mehr als die Hälfte alle Kinder laufen mit zwölf Monaten frei.

- Läuft frei.
- Der Fußzehen-Greif-Reflex verschwindet (*Vojta*).

**Zum Vergleich:**
Nach der MFED konnten 59 % der Kinder mit zwölf Monaten laufen.

### Tipp für Eltern

Wenn ihr Kind die ersten Schritte wagt, dann braucht es Schuhe auf der Straße. Achten Sie darauf, dass die Schuhe eine bewegliche Fußsohle haben. Vor allem sollten Sie passen. Ihr Daumen sollte zwischen der großen Zehe und der Fußspitze passen. Zu Hause kann es ja barfuß sein oder rutschfeste Socken tragen, damit die Fußmuskeln sich noch weiter kräftigen können.

# Die Bewegungsentwicklung der Hände

## Neugeborenes

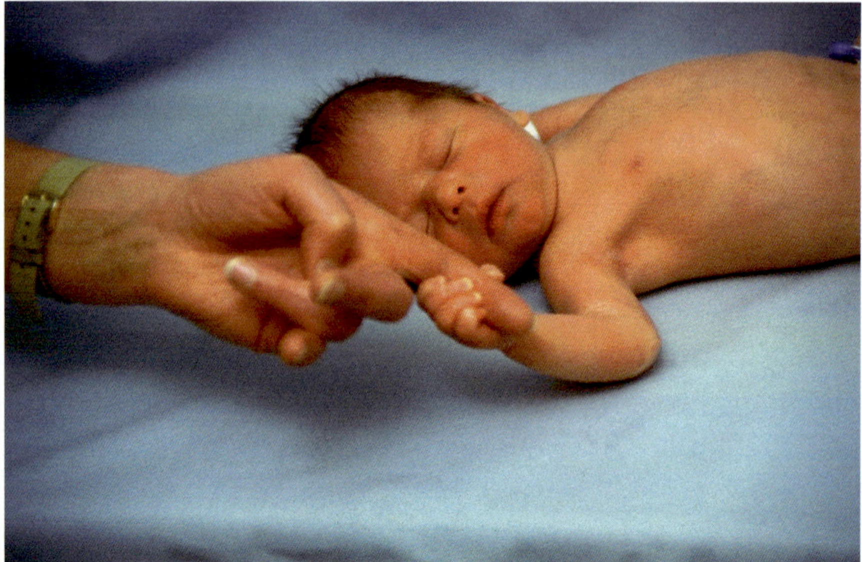

**Abb. 85:** Der Greifreflex.

## Ende 1. Monat

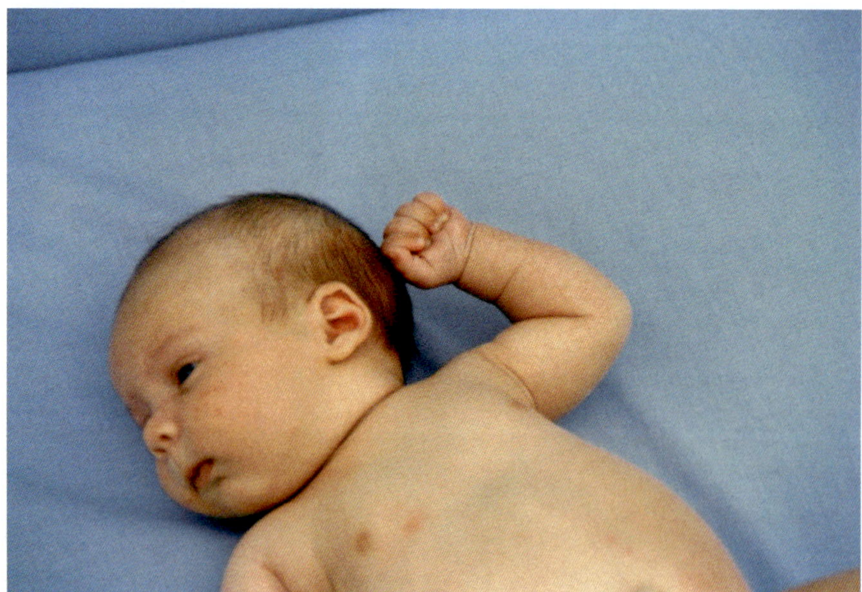

**Abb. 86:** Die Hand ist noch häufig geschlossen.

## Der Hand-Greifreflex

Alle Neugeborenen haben den Greifreflex der Hand. Dieser ist wie der Zehengreifreflex rein reflektorisch. Wird die Handfläche von einem Finger berührt, so schließen sich sofort Finger und Daumen um den Finger.

› Greifreflex der Hand.

## Die Hand bildet meist noch eine Faust

Im ersten Monat ist die gebeugte Haltung des Säuglings noch ausgeprägt. In diesem Rahmen hält es seine Hand noch häufig geschlossen, aber seine Hände sind nicht ständig in Fausthaltung.

## Ende 2. Monat

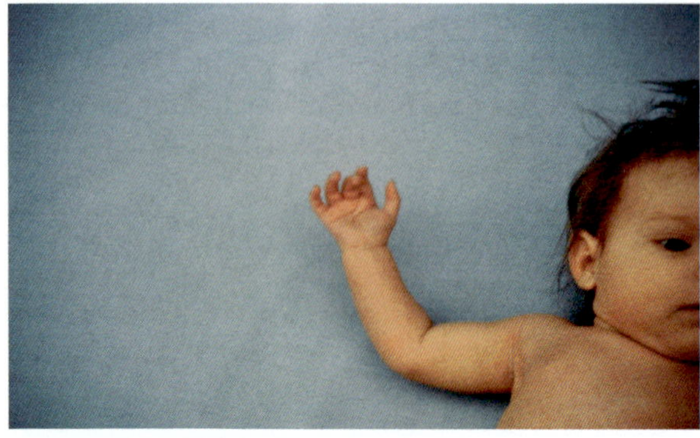

**Abb. 87:** Es öffnet die Hand immer häufiger.

## Ende 3. Monat

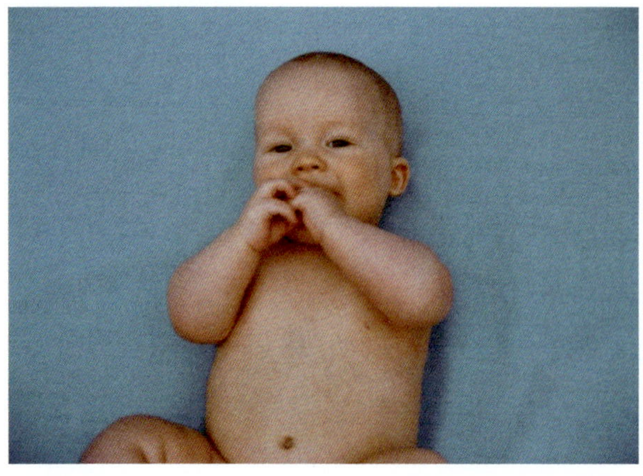

**Abb. 88:** Es spielt mit seinen Händen vor dem Mund.

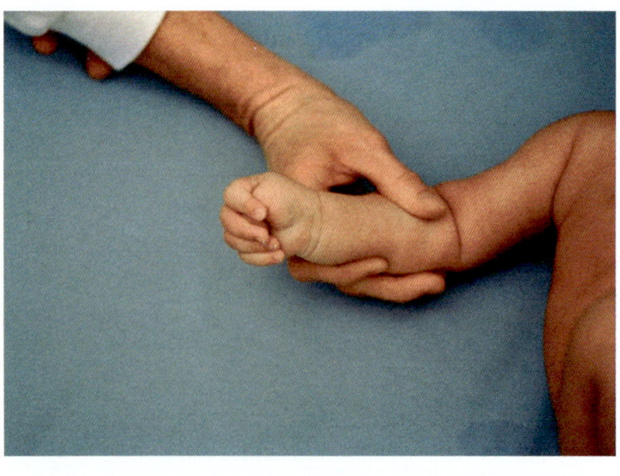

**Abb. 89:** Feste Fausthaltung.

## Es öffnet die Hand im Rahmen der dystonen Phase

Mit zwei Monaten kann das Kind schon recht gut fixieren. Lebhafte Bewegungen seiner Arme und Beine begleiten das Interesse des Kindes an der Umwelt. Diese lebhaften Bewegungen sind Ausdruck dafür, dass das Kind großes Interesse an einem Gegenstand hat, ihn aber noch nicht ergreifen kann. Im Rahmen dieser massenhaften Körperbewegungen öffnen sich seine Hände.

› Öffnet Hände.
› Dystone Phase (*Vojta*).

## Nimmt seine Finger in den Mund

Die Fausthaltung beider Hände ist verschwunden. Wie von selbst begegnen sich beide Hände mit den Fingern dicht vor dem Gesicht. Es spielt mit den Fingern, betrachtet sie und steckt sie in den Mund. Durch seinen Mund nimmt es seine Hände wahr. Dabei hält es seine Beine gebeugt, wobei die Fersen noch oftmals auf der Unterlage bleiben. Es fängt an, seine Hände, seinen Körper kennenzulernen (*Vojta*).

› Bringt Hände in der Mitte zusammen.
› Lernt Körpermitte kennen.

**Zum Vergleich:**
Nach der MFED konnten 90 % der Kinder in der 14. Woche die Hände vor das Gesicht bringen.

## Feste Fausthaltung

Ist der Daumen eingeschlagen und die Hand zur Faust verkrampft, dann kann das Kind nicht greifen. Es kann die Spielsachen nicht fassen, in den Mund nehmen und nicht kennenlernen. Es bleibt geistig zurück.

### Tipp für Eltern

Die feste Fausthaltung der Hände sollte verschwunden sein. Zeigen Sie Ihrem Kinderarzt diese Fausthaltung.

## Ende 4. Monat

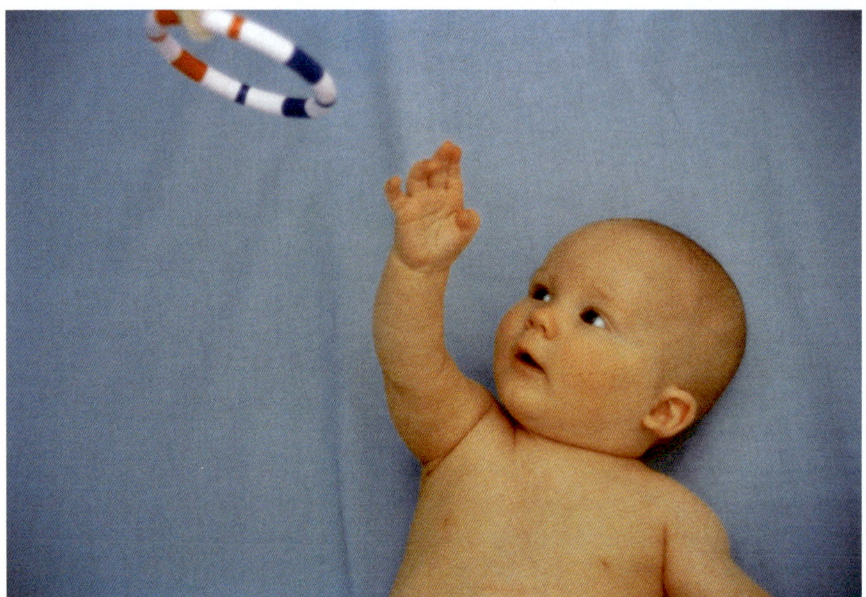

**Abb. 90:** Es greift nach dem Spielzeug ...

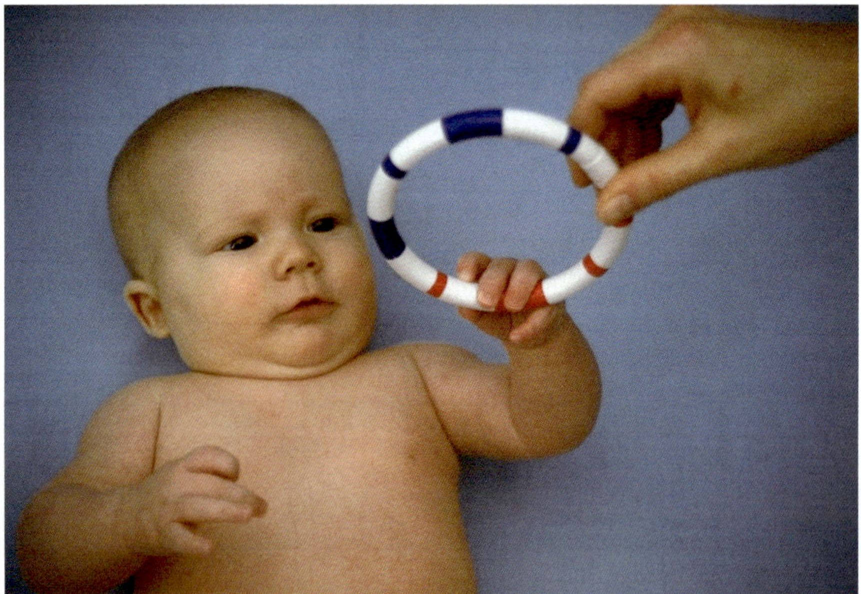

**Abb. 91:** ... auf der Seite ...

## Erstes Greifen zur Seite

Auf dem Rücken liegt es nun ganz sicher. Die schreckhaften Bewegungen der Neugeborenenzeit sind verschwunden. Reicht man dem Kind eine Rassel von der Seite, gleichgültig von welcher, so bewegt es die halb geöffnete Hand in Richtung des Gegenstandes. Dann ergreift es die Rassel, nimmt sie vor sein Gesicht, führt die andere Hand auch an die Rassel und steckt sie in den Mund. Dieses erste Greifen geschieht noch mit einem Faustgriff zur Seite, wobei der Handteller nach unten sieht. Man spricht auch von einem ulnaren Greifen. Wichtig ist, dass der Gegenstand von der Seite gereicht wird.

› Greift erstmals gezielt zur Seite.
› Nimmt alles in den Mund.

## Ende 4. Monat

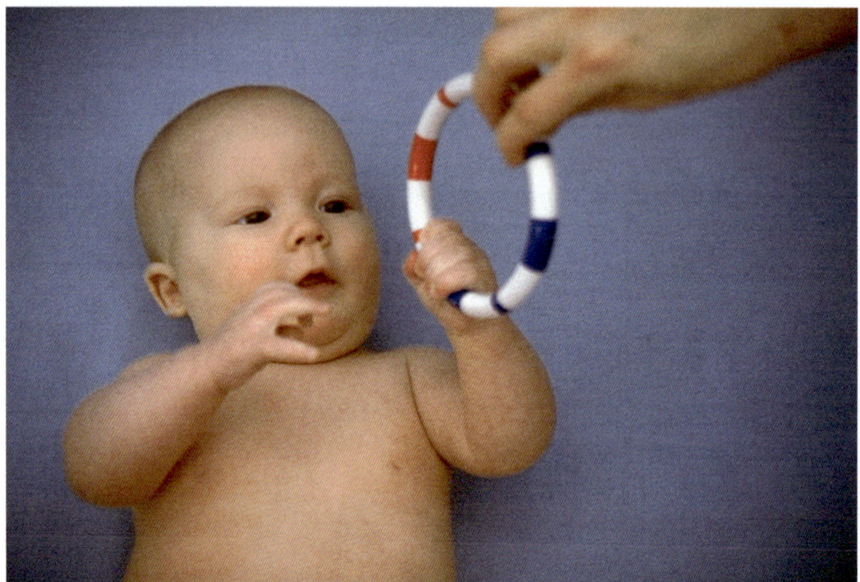

**Abb. 92:** … und nimmt …

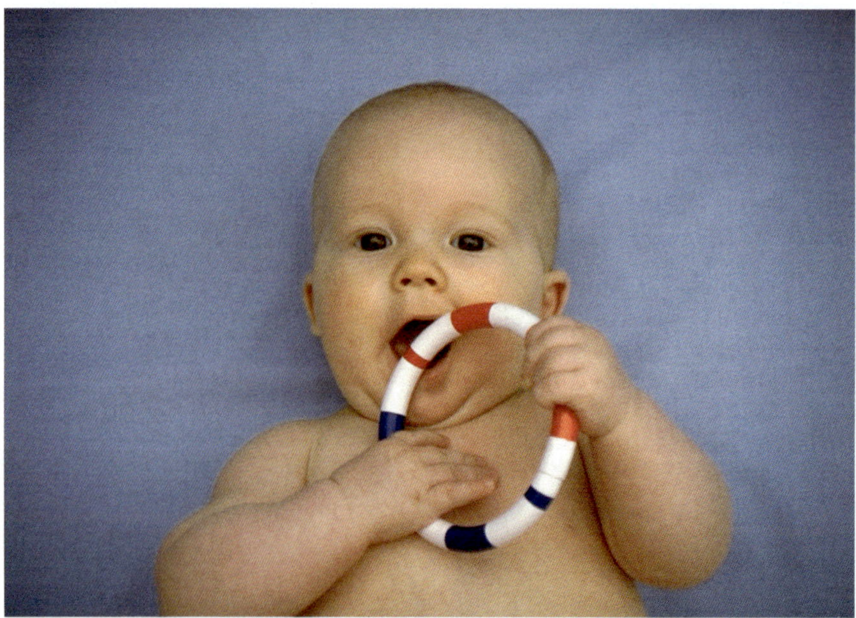

**Abb. 93:** … mit beiden Händen die Rassel in den Mund.

## Greifen zur Seite

Wieder ist beim Spiel der ganze Körper mit beteiligt. Denn bei seinen Greifbemühungen berühren sich seine Beine vor dem Körper mit den Füßen.

- Nimmt Greifring in den Mund.
- Liegt sicher mit gestrecktem Oberkörper und gebeugten Beinen.

**Zum Vergleich:**
Nach der MFED beherrschten 90 % der Kinder in der 16. Woche das Zusammenspiel der Hände, in der 18. Woche die Augen-Hand-Mund-Koordination.

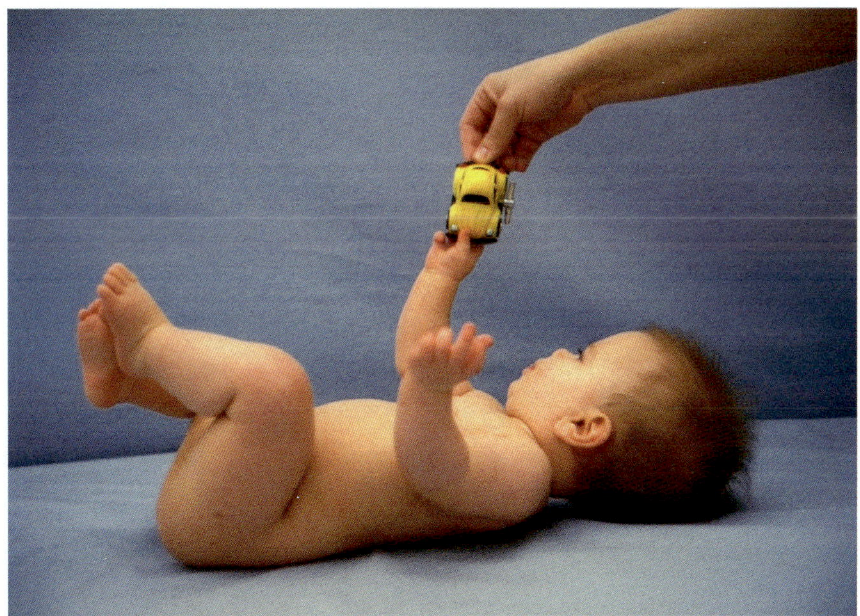

**Abb. 94:** Es greift mit Händen und Füßen.

## Ende 4. Monat

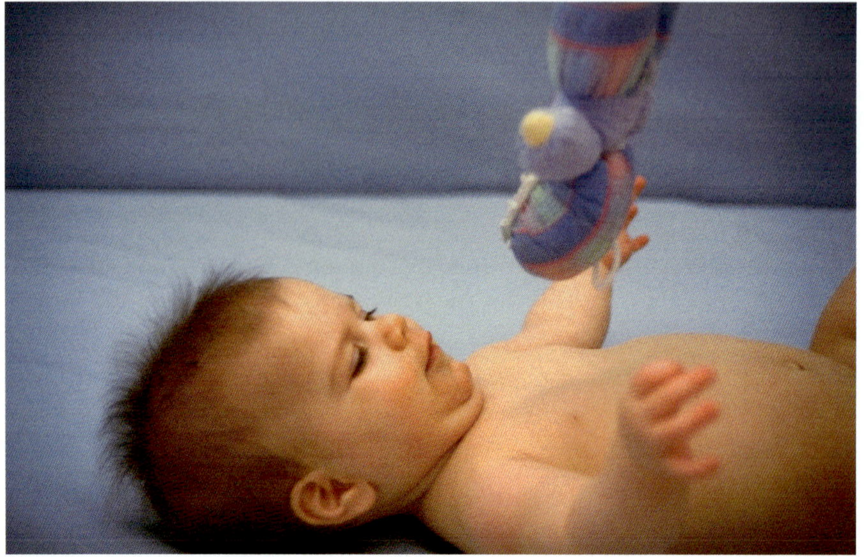

**Abb. 95:** Streckt beide Arme zur Seite.

## Split brain (*******Mountcastle)

In diesem Alter kann er nur zur Seite greifen, aber noch nicht in der Mitte. Wird ihm zu diesem Zeitpunkt ein Gegenstand in der Mitte angeboten, so weiß er nicht mit welcher Hand er diesen Gegenstand nehmen soll. Dies sieht man an den weit seitlich abgestreckten Armen. Er kann zur Seite greifen, aber noch nicht in der Mitte.

## Störfaktor Trapez

Zu dem Zeitpunkt, wenn der Säugling seine Hände in den Mund nimmt und zur Seite greift, wird ihm ein Trapez mit angehängten Spielsachen über den Brustbereich gestellt. Er bleibt dann länger im Abstreckmuster der Arme, da er den angebotenen Gegenstand noch nicht in der Mitte ergreifen kann und nicht weiß, mit welcher Hand er den Gegenstand nehmen soll. Er verfällt in das Stadium des Split brains. Dies sieht man an den weit seitlich abgestreckten Armen. Erst wenn er den Gegenstand von einer Hand in die andere vor dem Körper wechseln kann, ist ihm dies automatisch möglich. Störfaktor ist dabei aber nicht nur das Hängen des Gegenstandes in der Mitte, sondern er hängt zu hoch, er kann das Spielzeug nicht in den Mund nehmen. Das Schmecken ist jedoch ein wichtiges Stadium für das Kennenlernen des Spielzeugs. Damit er den Gegenstand ergreifen kann, sollen die Spielsachen auf dem Trapez entweder ganz rechts oder links hängen und so tief, dass er den Gegenstand in den Mund nehmen kann. In diesem Alter nehmen sie alles in den Mund. Dies ist schon eine Sprachanbahnung.

******* *Mountcastle ist Neurophysiologe.*

## Ende 4. Monat

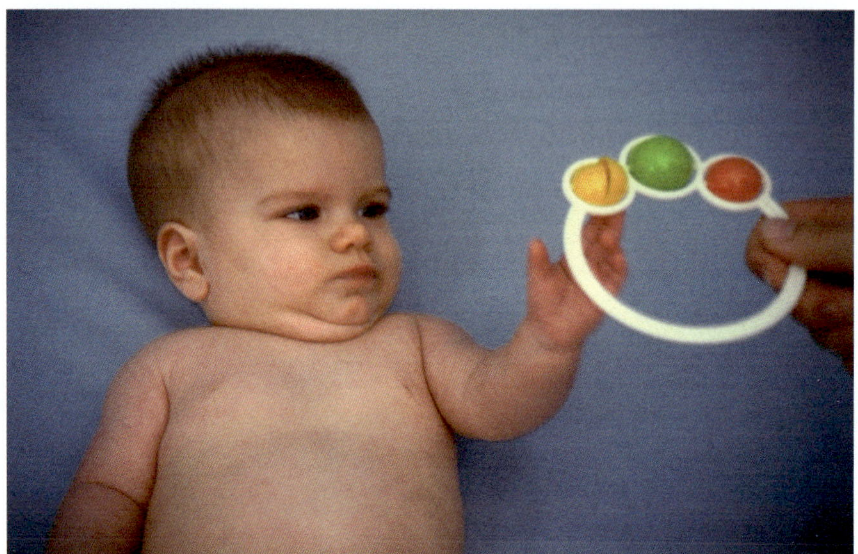

**Abb. 96:** Konzentriert greift der Säugling zur Seite.

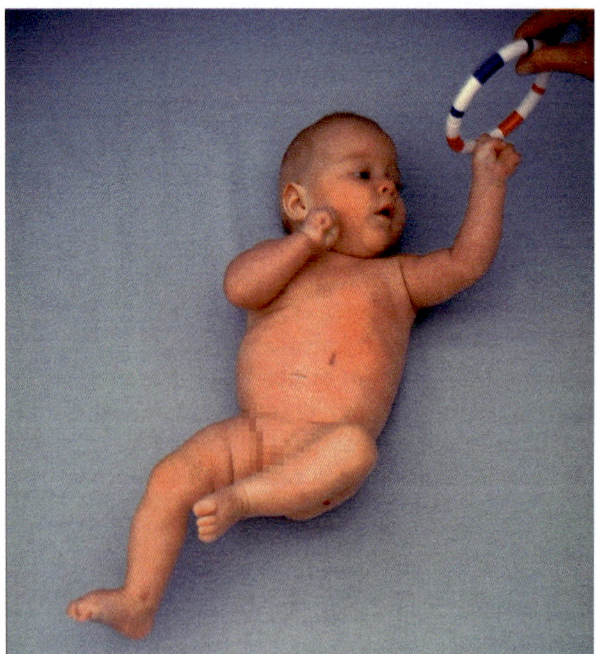

**Abb. 97:** Vergeblicher Greifversuch.

## Polarisation der Aufmerksamkeit (Konzentrationsfähigkeit)

Beobachtet man das Gesicht des Säuglings beim Greifen, so erkennt man an den Augen und an der Mimik die tiefe Konzentration des Säuglings, die Polarisation der Aufmerksamkeit; diese ist eine angeborene, tiefe Konzentrationsfähigkeit des Säuglings. Maria Montessori hat dies bei einem Kind während der Beschäftigung mit den Einsatzzylindern (ein Montessori-Material) beschrieben. Sie stellte fest, dass das Kind sich durch äußere Reize nicht davon abbringen ließ, die Beschäftigung mit dem Material fortzusetzen. Sie nannte diese Konzentrationsfähigkeit Polarisation der Aufmerksamkeit. Diese Fähigkeit kommt auch beim Säugling mit dem bewussten Greifen zum Tragen. Maria Montessori sagte, der Verstand gehe über die Hand. Beim Säugling kann dies erweitert werden: Der Verstand geht über die Hand und über den Mund.

## Vergeblicher Greifversuch

Dieser Säugling hat eine Bewegungsstörung und möchte den Greifring nehmen. Je mehr er greifen will, je steifer werden seine Bewegungen, die Hand verkrampft er zur Faust. Es fehlt ihm die lockere Armhaltung und das Öffnen der Hand. Hier beginnt die psychomotorische Störung der Kinder mit Bewegungsstörung. Je mehr sie wollen, je steifer werden sie. Ohne Behandlung würde das Kind auf Dauer aufgeben, das Interesse an der Umgebung verlieren und resignieren.

## Ende 5. Monat

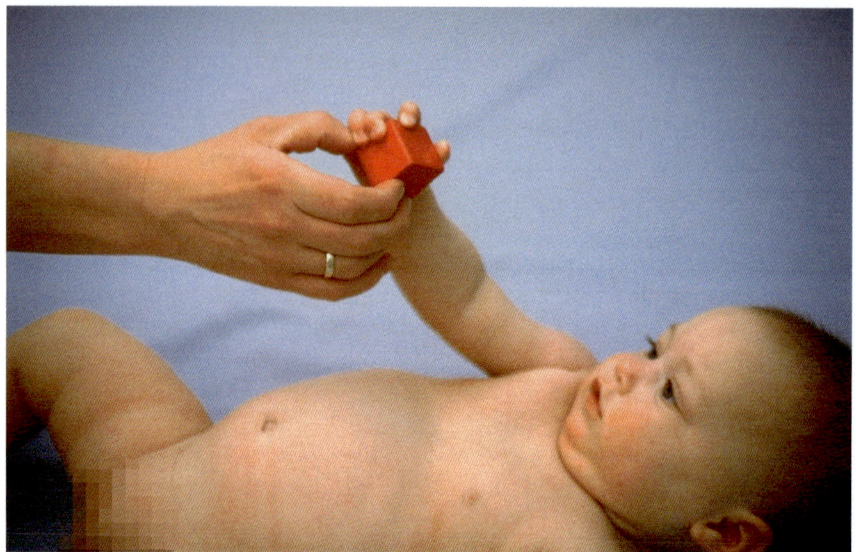

**Abb. 98:** Führt die Hand zum Klotz und er greift ihn.

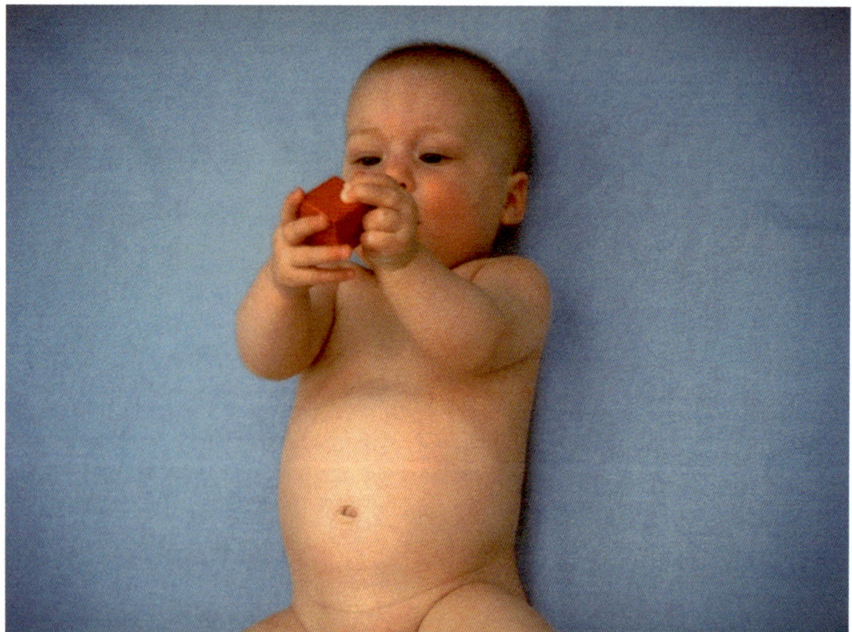

**Abb. 99:** Das Wechselspiel beider Hände.

## Wechselt Klotz zwischen beiden Händen

Immer gezielter greift der Säugling nach dem Spielzeug. Berühren und Greifen bedeutet eine gute Auge-Hand-Kontrolle. Reicht man ihm einen Klotz von der Seite, so nimmt er ihn mit seinen Fingern und dem gestreckten Daumen. Wichtig ist die Beteiligung des Daumens. Genau sieht das Kind sich den Klotz an und wechselt den Klotz in der Mitte vor seinem Gesicht in die andere Hand. Dieses Auswechseln erfordert schon ein Wechselspiel beider Hände, nämlich Halten und Loslassen. Der Greifreflex muss fast verschwunden sein, sonst könnte das Kind nicht loslassen. Erstmals kann es von der einen Hand vor der Körpermitte zur anderen Hand übergeben. Dies ist eine enorme Entwicklungsphase in seiner Gehirnentwicklung. Beide Hälften des Großhirns spielen zusammen (*Vojta*). Das Kind hat dadurch seine Körpermitte gefunden.

› Wechselt Gegenstand zwischen den Händen.

### Tipp für Eltern

Sollte Ihr Kind bei seinen Greifbemühungen den Kopf immer nach hinten überstrecken oder den Arm versteifen und nicht nach dem Spielzeug greifen können, so sprechen Sie mit Ihrem Kinderarzt.

## Ende 6./7. Monat

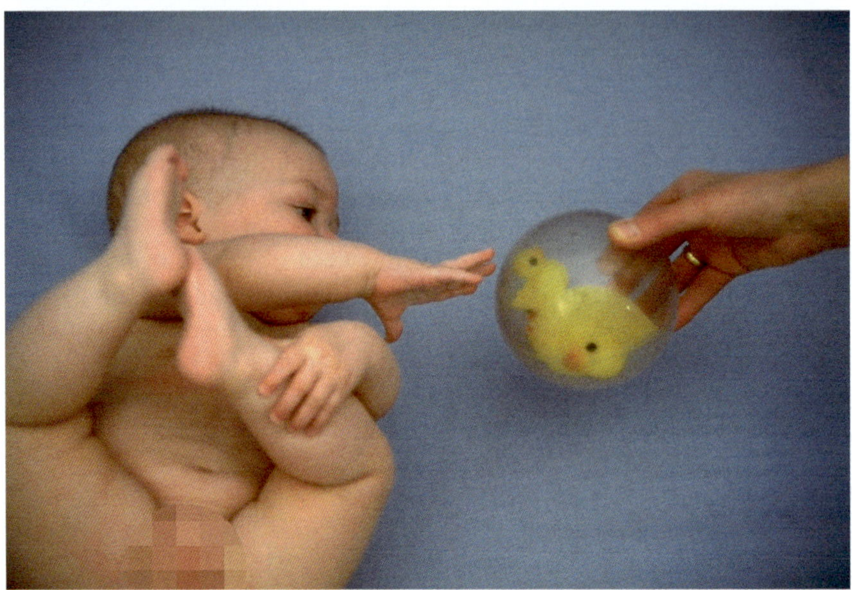

**Abb. 100:** Es greift über seine Körpermitte nach dem Spielzeug. Beginn des radialen Greifens (Vojta).

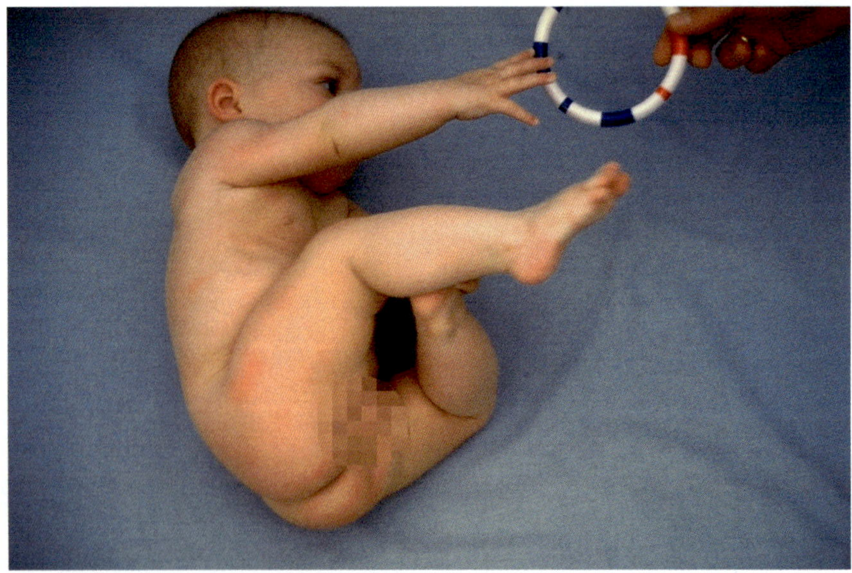

**Abb. 101:** Greift zur anderen Seite nach dem Ring.

## Greift zur anderen Seite über seine Körpermitte

Mit einem halben Jahr dreht sich der Säugling vom Rücken auf den Bauch. Wichtige Voraussetzung hierfür ist das Greifen mit der Hand über seine Körpermitte zur anderen Seite. Automatisch geschieht dabei eine Körpergewichtsverlagerung zur Seite. Dies ist der Beginn des radialen Greifens *(Vojta).* Zuerst wird Gegenstand mit der ganzen Hand ergriffen, dann wandert das Spielzeug in der Hand allmählich zum Mittelfinger und Daumen – radialwärts. Der Handgreifreflex (siehe Neugeborene Abb. 85) ist nun endgültig verschwunden (*Vojta*).

› Greift über seine Körpermitte zur anderen Seite mit seitlicher Gewichtsverlagerung.
› Beginnt radial zu greifen.
› Gegenstand kann in der Mitte angeboten werden.
› Handgreifreflex ist verschwunden.

**Tipp für Eltern**

Jetzt sollte Iihr Kind keinen Greifreflex mehr haben.

## Ende 8. Monat

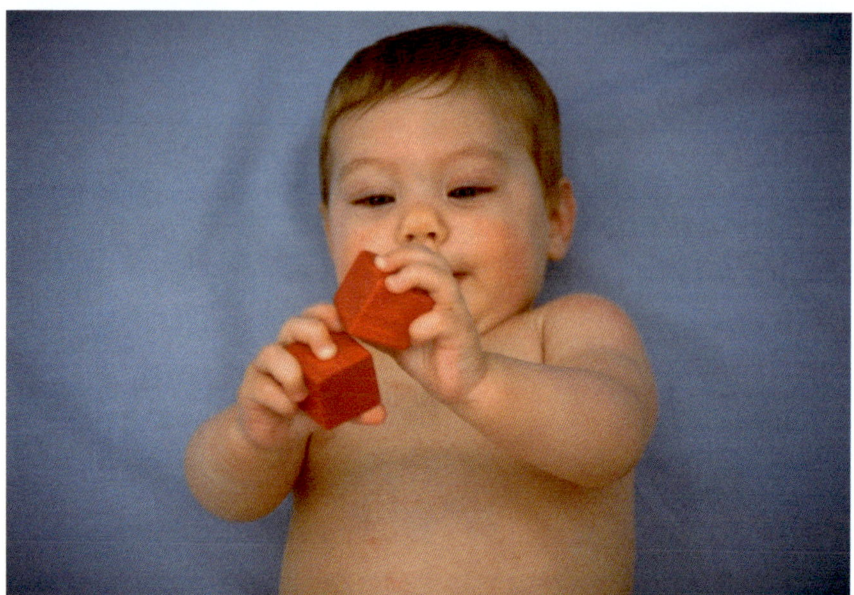

**Abb. 102:** Hebt je einen Klotz mit seinen Händen.

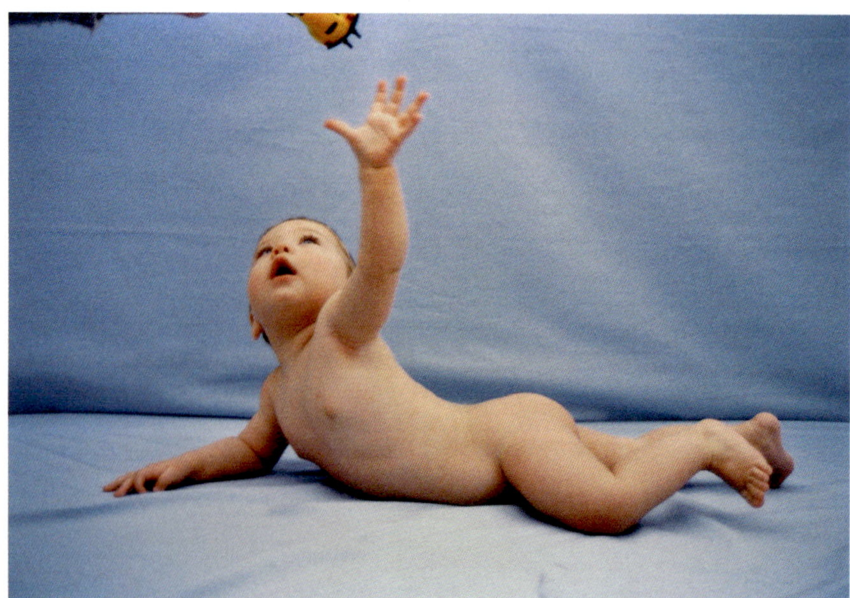

**Abb. 103:** Greift mit seiner Hand nach oben.

## Umfasst je einen Klotz mit seinen Händen

Mit dem Drehen über seine beiden Seiten gewinnt es immer mehr an Sicherheit in der Geschicklichkeit seiner Hände. Es bevorzugt keine Seite zum Greifen, es beherrscht die Greiffunktion beider Hände gleich gut. Gibt man dem Kind nacheinander in jede Hand einen Klotz, so hält es mit beiden Händen die Klötze, ohne einen davon loszulassen *(********Bühler/Hetzer)*. Kurz kann es mit der rechten und linken Hand einen Klotz halten. Voraussetzung für beidhändiges Spielen.

## Greift mit seiner Hand nach oben in die Luft

Mit acht Monaten spielt das Kind gerne auf dem Bauch und auf der Seite. In dieser Lage hebt es den Arm und holt sich den angebotenen Gegenstand.

**Zum Vergleich:**
Nach der MFED beherrschten alle Kinder in der 32. Woche diese Fertigkeit.

### Tipp für Eltern

Ihr Kind sollte mit beiden Händen gleich gut greifen.

---

******** *Bühler/Hetzer sind Psychologen, die Kleinkinderteste herausgegeben haben.*

## Ende 8. Monat

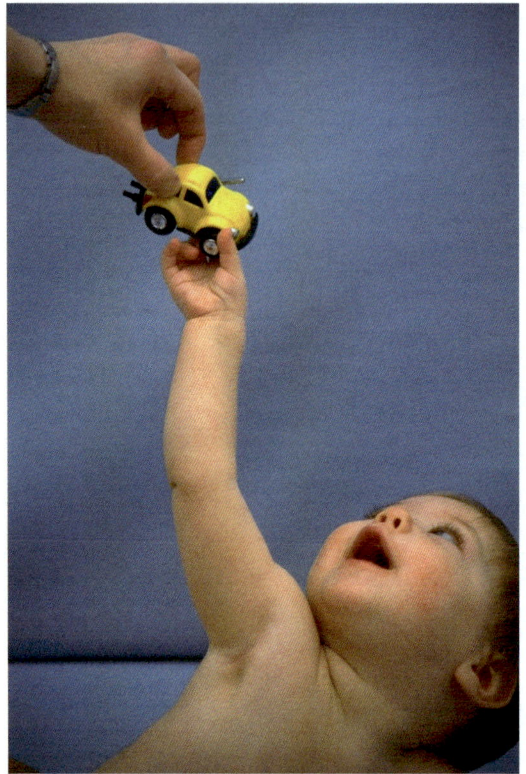

**Abb. 104:** Greift nach oben, Beginn der Feinmotorik (*Vojta*).

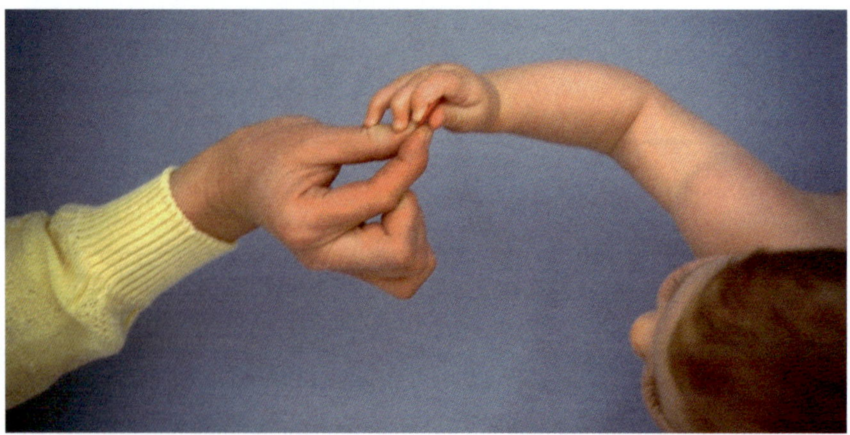

**Abb. 105:** Hält Plättchen zwischen Daumen, Zeige- und Mittelfinger.

## Greift mit seiner Hand nach oben in die Luft

Mit dieser Armstreckung erreicht es einen wichtigen Schritt in der Feinmotorik (*Vojta*). Gibt man dem Kind ein Plättchen, so greift es hauptsächlich mit Mittel- und Zeigefinger und Daumen danach. Der Gegenstand wird nur von den Fingern berührt (MFED). Man spricht auch vom radialen Greifen.

- Greift gezielt nach oben in die Luft.
- Beginnt mit gestreckten Fingern und Daumen zu greifen

### Tipp für Eltern

Warten Sie, bis Ihr Kind sich selbst hinsetzt. Es kann sehr gut im Liegen spielen und übt so alle Fertigkeiten, die es später zum feinen Greifen benötigt.

## Ende 9. Monat

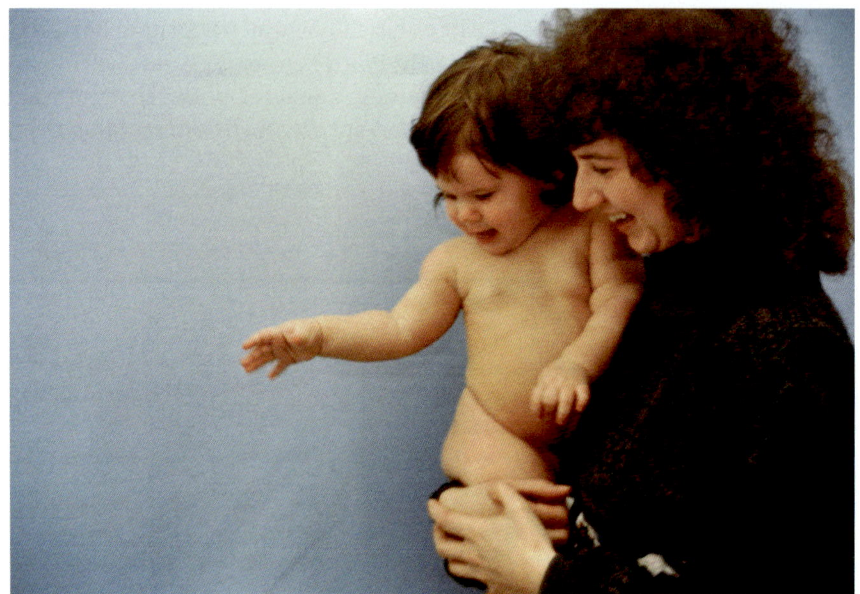

**Abb. 106:** Es öffnet seine Hand …

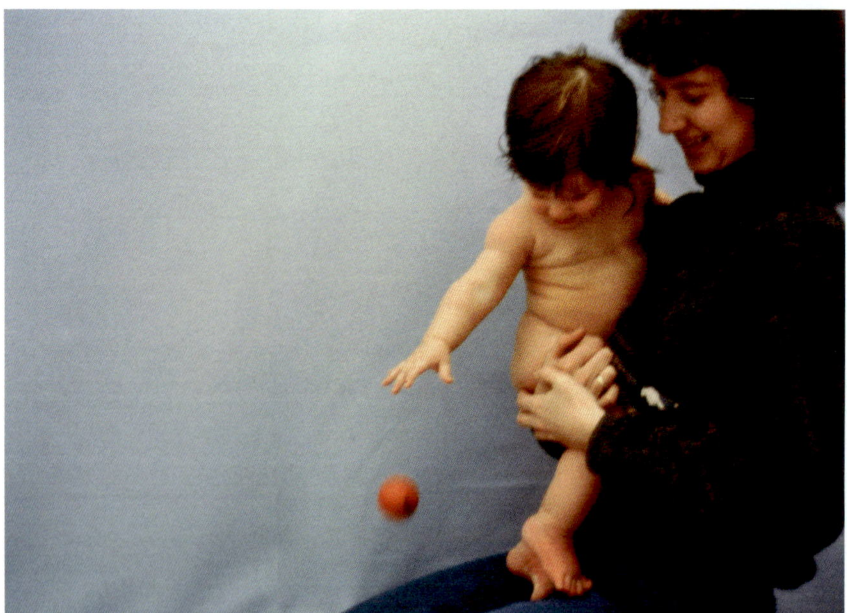

**Abb. 107:** … und lässt los.

## Es öffnet die Hand willkürlich

Mit der neuen Fertigkeit, die Hand öffnen zu können, entwickelt sich das Wegwerfspiel. Riesig freut sich das Kind, jedes Spielzeug wegzuwerfen. Ganz aufmerksam beobachtet es den fallenden Gegenstand. Nebenbei erfährt es, dass ein Klotz schneller herunterfällt als eine Feder. Damit bemerkt es die räumliche Tiefe, die Schnelligkeit und das Geräusch des fallenden Gegenstandes.

› Lässt los.

**Zum Vergleich:**
Nach der MFED konnten 90 % der Kinder in der 38. Woche absichtlich die Hand öffnen.

## Ende 10. Monat

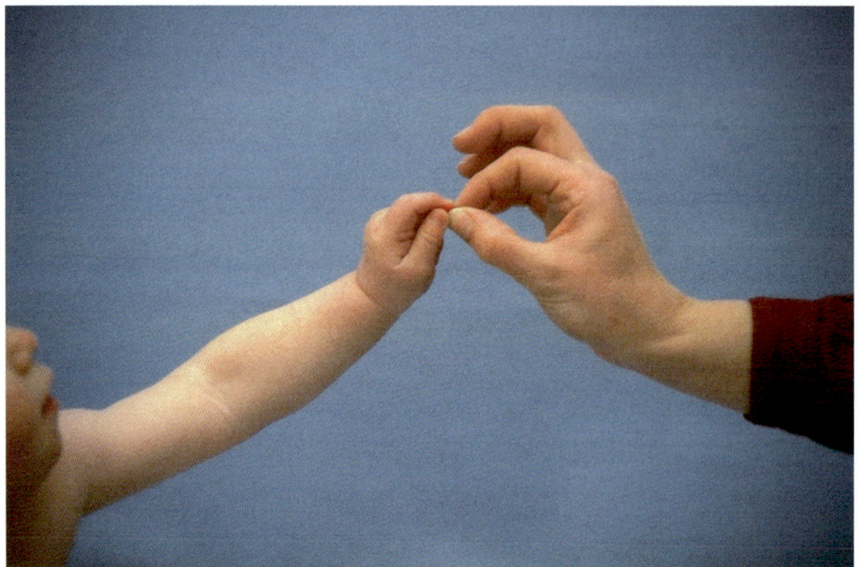

**Abb. 108:** Greift mit Zeigefinger und Daumen.

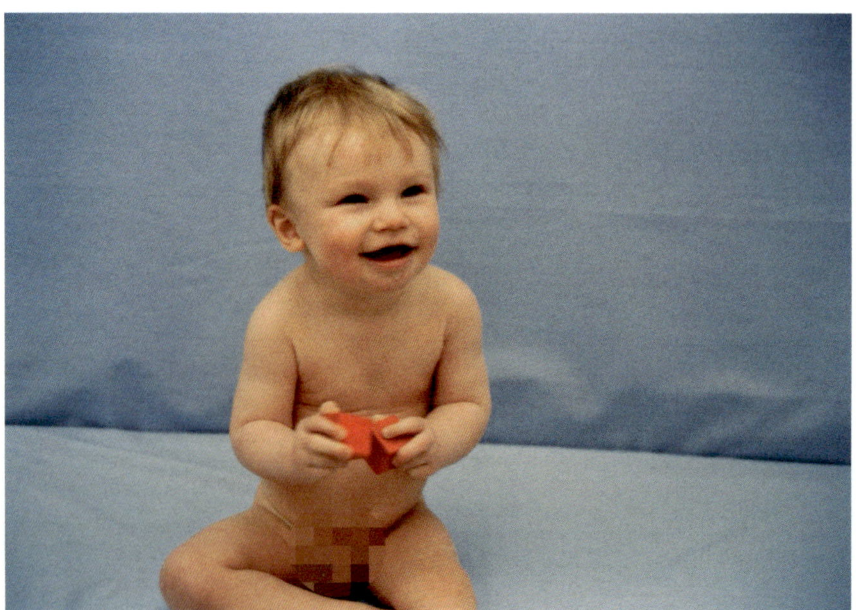

**Abb. 109:** Klopft zwei Klötze aneinander.

## Der „Pinzettengriff"

Jeder kleine Gegenstand auf dem Boden erweckt das Interesse des Kindes. Die feinsten Fusseln werden aufgelesen und in den Mund gesteckt. Alles wird mit dem vorgestreckten Zeigefinger erforscht. Die Fingerbewegungen werden immer feiner. Es nimmt nun Plättchen oder Krümel mit Zeigefinger und Daumen.

## Klopft zwei Klötze aneinander

Das Zusammenspiel beider Hände ist mit viel Freude verbunden. Zeigt ihm die Mutter, wie man zwei Klötze aneinander klopft, so macht es das Kind nach. Viel Spaß hat es beim Krach der Klötze.

**Zum Vergleich:**
Nach der MFED beherrschten 90 % der Kinder den Pinzettengriff in der 40. Woche. 90 % klopften in der 42. Woche zwei Würfel aneinander.

## Ende 11. Monat

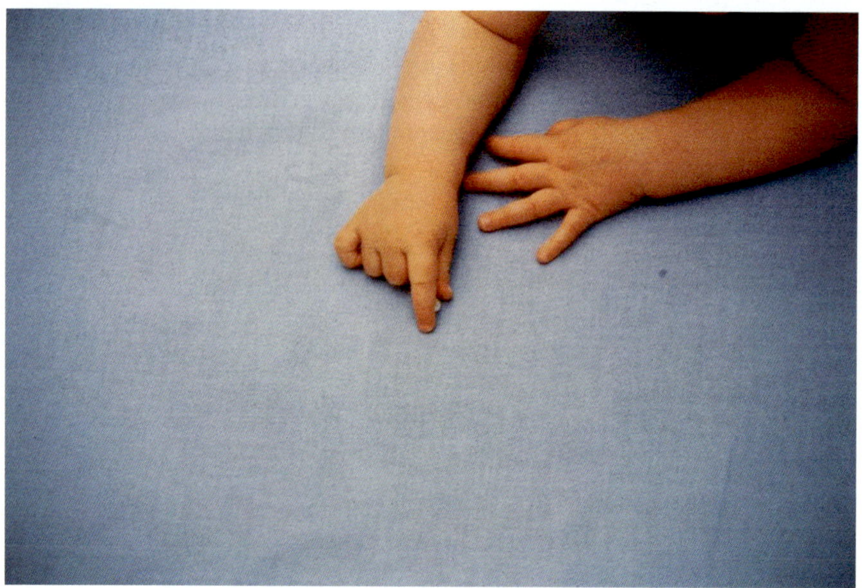

**Abb. 110:** Hebt Perle mit Daumen und Zeigefinger auf.

## Ende 12. Monat

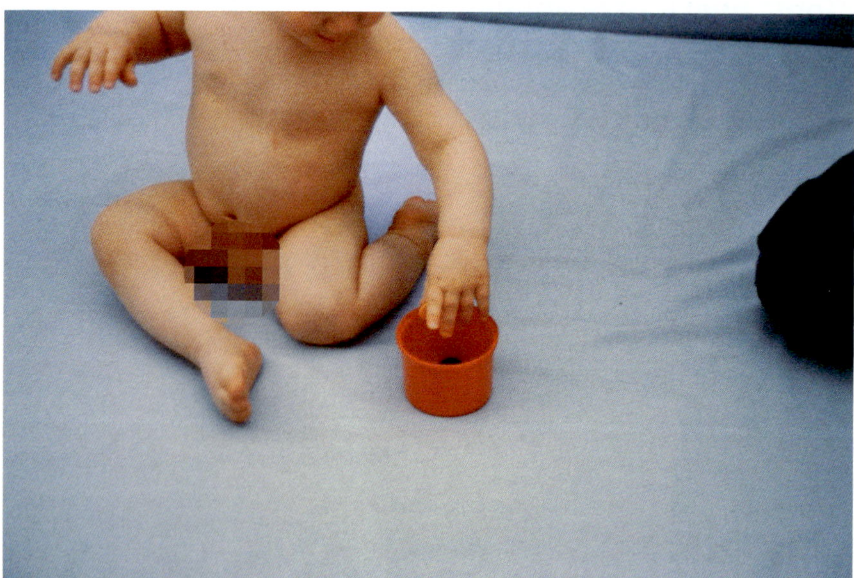

**Abb. 111:** Lässt Plättchen in den Behälter fallen.

## Der „Zangengriff“

Große Geschicklichkeit hat das Kind beim Greifen erreicht. Kleinste Gegenstände kann es nun festhalten und auflesen. Wie eine Zange umgreifen Zeigefinger und Daumen die Perle. Dabei ist der Zeigefinger gebeugt, der Daumen gestreckt (MFED).

› Hebt Perle mit gebeugtem Zeigefinger und Daumen auf.

**Zum Vergleich:**
Nach der MFED konnten 95 % der Einjährigen den Zangengriff.

## Lässt Plättchen in den Becher fallen

Mit dieser Fingerfertigkeit hat es einen hohen Grad der Muskeldifferenzierung erreicht. Zielsicher ergreift es mit Daumen und Zeigefinger das dargebotene Plättchen und hält es fest. Durch Öffnen seiner beiden Finger lässt es dann das Plättchen wieder los. Für diese Funktion muss die Steuerung der Fingermuskeln zwischen Strecker und Beuger schon fein abgestuft sein – das Kräftespiel beider Muskelgruppen muss gut koordiniert sein.

› Lässt Plättchen los.

**Zum Vergleich:**
Nach der MFED beherrschten 90 % der Kinder diese Fertigkeit in der 52. Woche.

## Ende 12. Monat

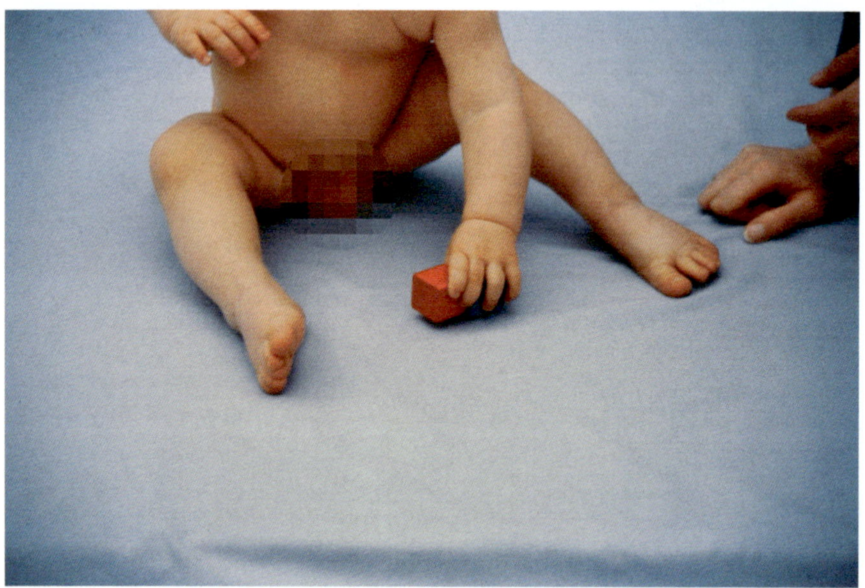

**Abb. 112:** Nimmt zwei Klötze in die Hand.

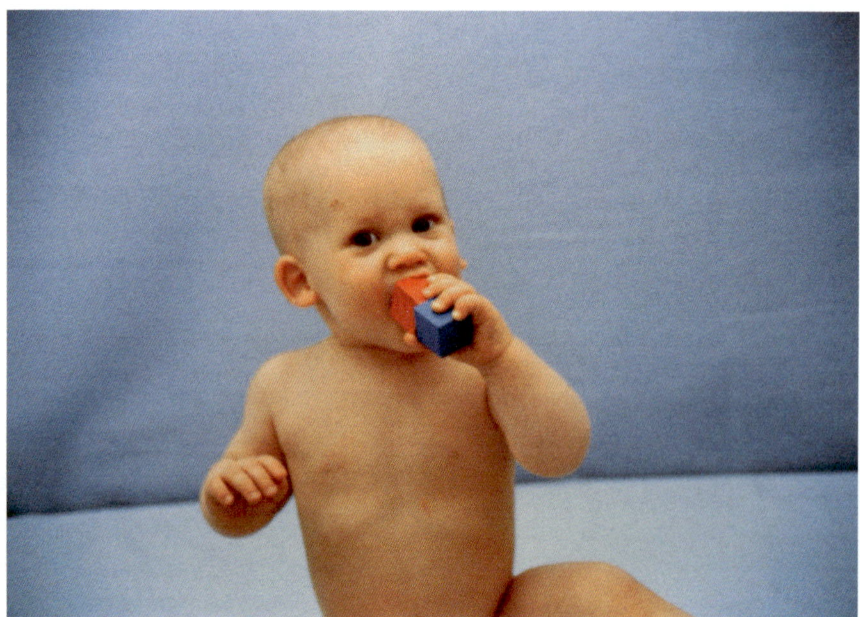

**Abb. 113:** Kann zwei Klötze in einer Hand halten.

## Hält zwei Klötze in einer Hand

Mit einem Jahr können die Hälfte alle Kinder zwei Würfel gleichzeitig für einen kurzen Zeitraum in einer Hand halten. Dies erfordert große Anpassungsfähigkeit der Hand an Gegenstände.

› Greift mit einer Hand nach zwei Klötzen.

**Zum Vergleich:**
Kann nach der MFED nicht bei 90 % aller Kinder mit zwölf Monaten erreicht werden.

# Die Entwicklung der Sinnesorgane und der räumlichen Wahrnehmung

## Neugeborenes

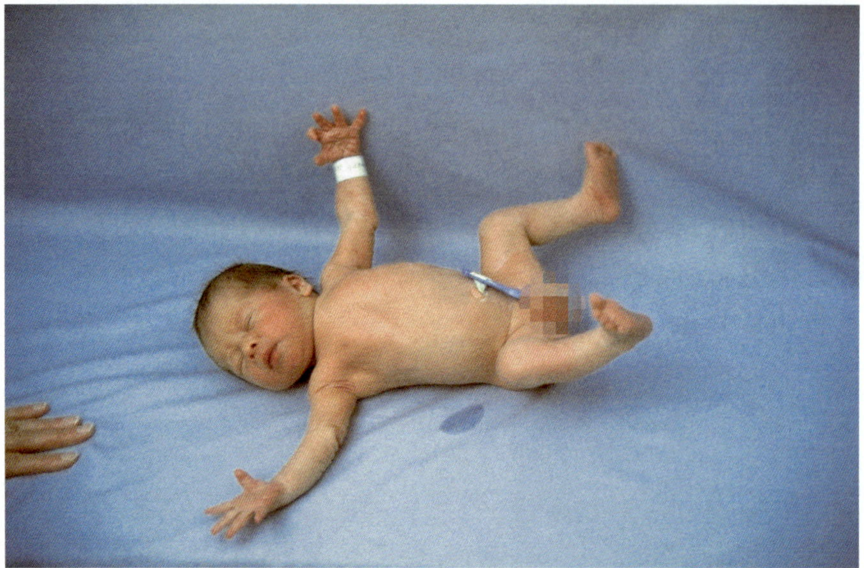

**Abb. 114:** Es reagiert mit der Moro-Reaktion auf extreme Licht- und Geräuschquellen.

## Die Moro-Reaktion

Durch kräftiges Klatschen auf die Unterlage oder durch extreme Licht- oder Geräuschquellen erschrickt das Neugeborene. Es reagiert rein reflektorisch mit dem ganzen Körper. Arme und Beine werden zur Seite gestreckt, um dann wieder gebeugt zu werden. Erschrickt es sehr stark, so wird es sogar weinen. Es reagiert rein reflektorisch durch seine Sinnesorgane (Auge und Ohr) (MFED).

## Das Puppenaugenphänomen

Dreht man den Kopf des Säuglings von der Mitte zur Seite, so bleiben die Augen des Kindes kurz in der Mitte. Verzögert folgen sie dann zur Seite, um wieder zur Mitte zu kommen. Die Augen folgen rein reflexogen der neuen Lage des Kopfes (*Vojta*). Bleibt ein Auge stehen, dann ist dies kein gutes Zeichen.

### Tipp für Eltern

Das Puppenaugenphänomen muss auf beiden Seiten auslösbar sein *(Vojta)*.

## Ende 1. Monat

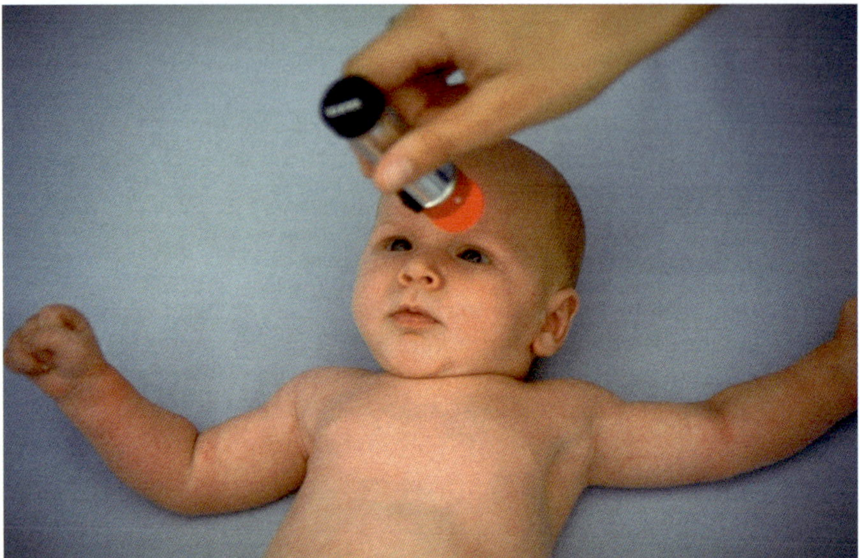

**Abb. 115:** Fixiert kurz das Licht.

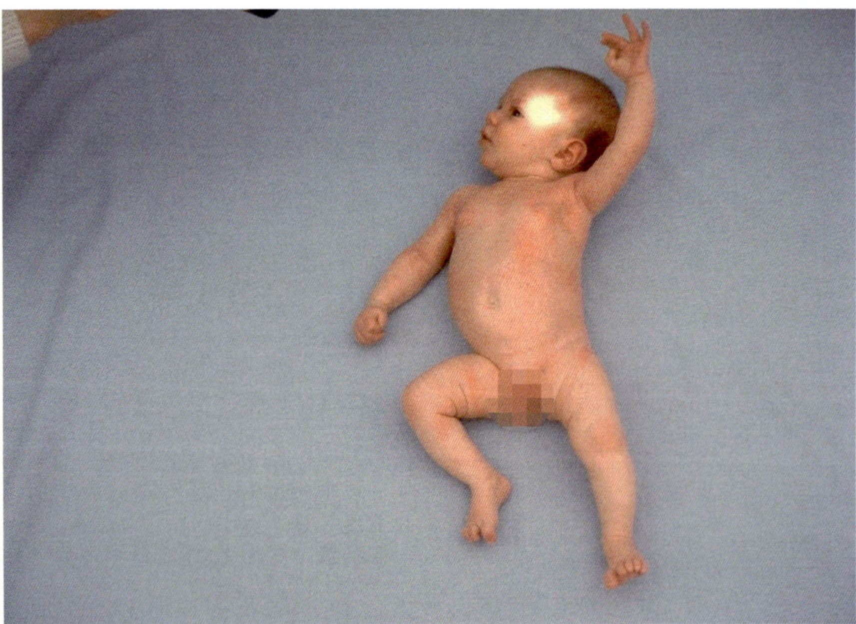

**Abb. 116:** Folgt dem Licht mit Kopf und Körper.

## Fixiert kurz das Licht

Schon junge Säuglinge fixieren. Hält man eine Taschenlampe vor seine Augen, so konzentriert es sich auf die Lichtquelle und fixiert sie kurz.

## Folgt dem Licht mit Kopf und Körper

Wird der Lichtstrahl der Taschenlampe zur Seite bewegt, so folgt der Säugling dieser Lichtquelle mit dem Kopf und dem Körper *(******** Arshavskij Krujuckov, Vojta).*

Diese Fähigkeit kann auch bei einseitiger Kopfdrehung genutzt werden. Man legt den Säugling so in das Bett, dass die Lichtquelle von der unbeliebten Seite kommt.

### Tipp für Eltern

Die Lichtquelle am Bett Ihres Kindes sollte nicht einseitig sein. Um einer einseitigen Kopfdrehung entgegen zu wirken, können Sie Ihr Kind mal an das Fußende mit dem Kopf und umgekehrt legen. So brauchen Sie das Bett nicht umzustellen.

---

******** *Arshavskij, Krujuckov waren russische Wissenschaftler am Moskauer Pavlov-Institut*

## Ende 1. Monat

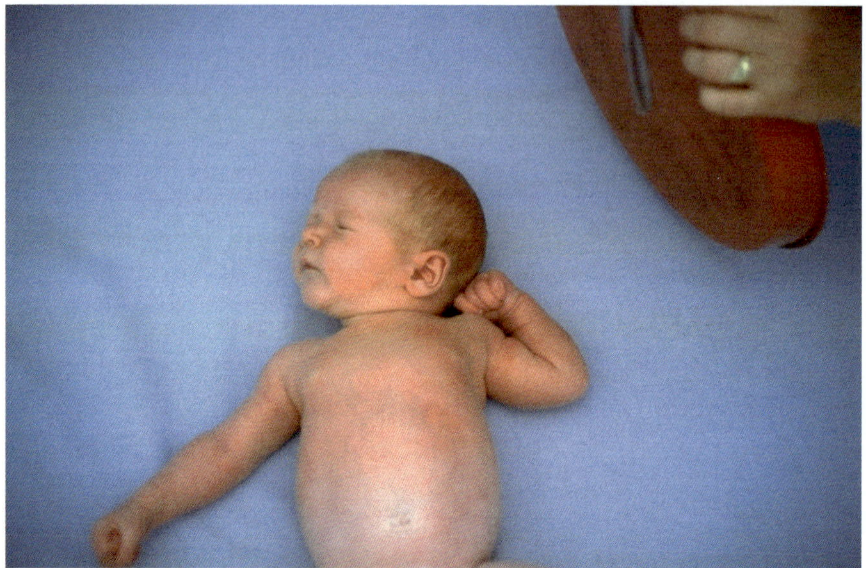

**Abb. 117:** Es blinzelt reflektorisch bei plötzlichem lautem Reiz.

## Ende 2. Monat

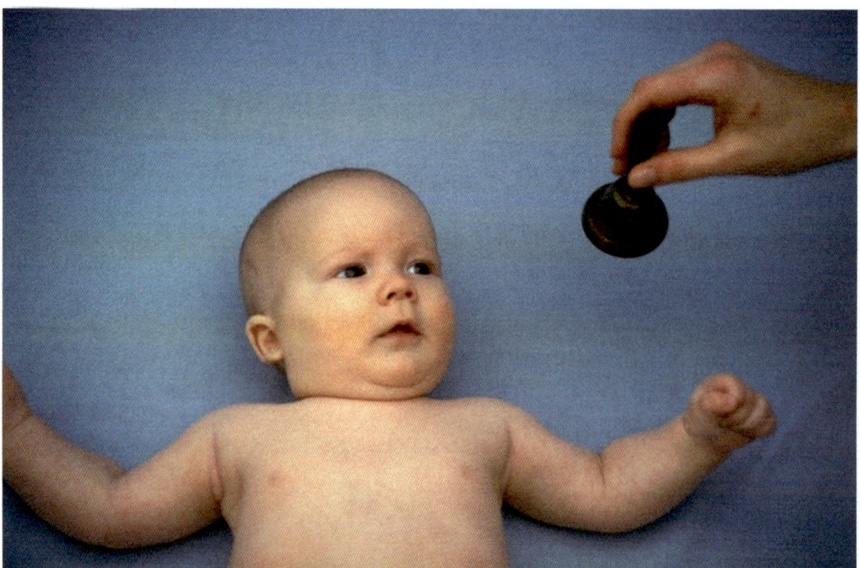

**Abb. 118:** Es lauscht mit Augen, Mund und Ohr.

## Reflektorisches Blinzeln (Ohr) (RAF-Reflex acusticofacialis)

Schon am Ende des ersten Monats kann die Hörfähigkeit des Kindes reflektorisch überprüft werden. Ertönt plötzlich neben seinem Ohr ein lauter akustischer Reiz (hier durch einen Schlag auf ein Blechtablett mit einem Messer), so blinzelt der Säugling reflektorisch mit seinen Augen. Natürlich ist es auf beiden Seiten auslösbar (*Vojta*). Dieser Reflex bleibt das ganze Leben erhalten.

› Blinzelt reflektorisch.

Heutzutage ist im Neugeborenen-Screening ab dem 10. Lebenstag eine Prüfung mit akustisch evozierten Potenzialen vorgeschrieben, um das Gehör zu überprüfen.

## Es lauscht einer Glocke

Wie das Sehen, so wird auch das Hören immer feiner. Ertönt in seiner Nähe eine Glocke, so hält es mit dem ganzen Körper still. Es lauscht mit Auge, Mund und Ohr.

› Hört feiner.

## Ende 3. Monat

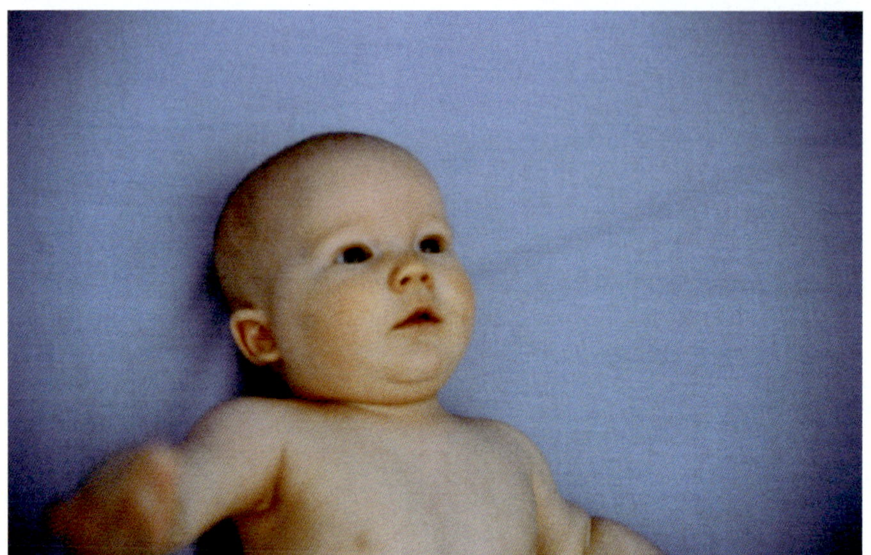

**Abb. 119:** Dreht seine Augen von der Mitte …

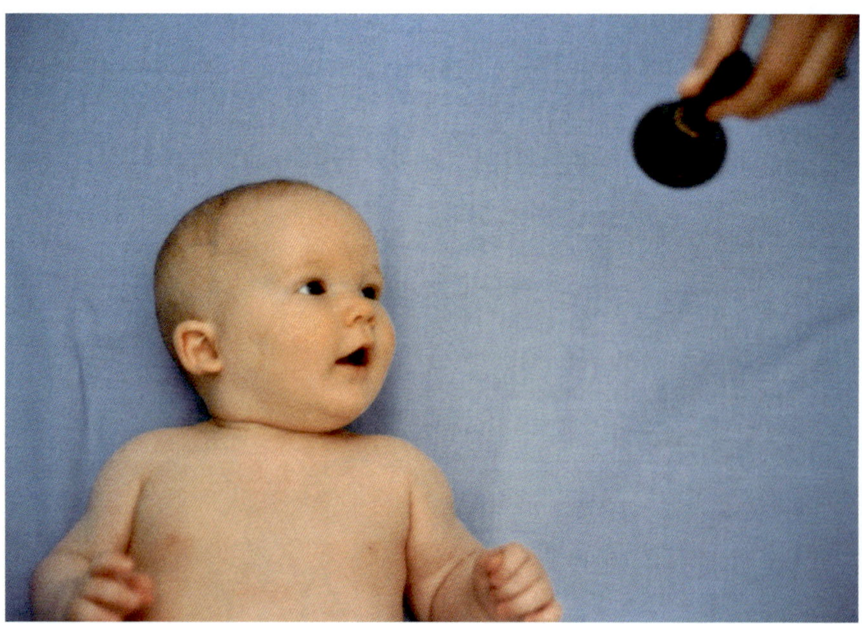

**Abb. 120:** … zur Seite. Die erste isolierte Bewegung.

## Es bewegt seine Augen

Mit drei Monaten lässt sich die Augenbewegung überprüfen. Man hält eine Glocke vor die Augen des Kindes, bis es diese ansieht. Wird dann die Glocke vor seinem Gesichtsfeld sowohl 90° zur rechten als auch 90° zur linken Seite bewegt, so folgt es ihr mit den Augen bis zu den Augenwinkeln. Der Kopf wird meist mitgedreht. Diese Augenbewegung ist seine erste isolierte Bewegung (*Vojta*).

**Zum Vergleich:**
Nach der MFED konnten 90 % der Kinder in der 13. Woche ihre Augen seitlich bewegen.

## Ende 4. Monat

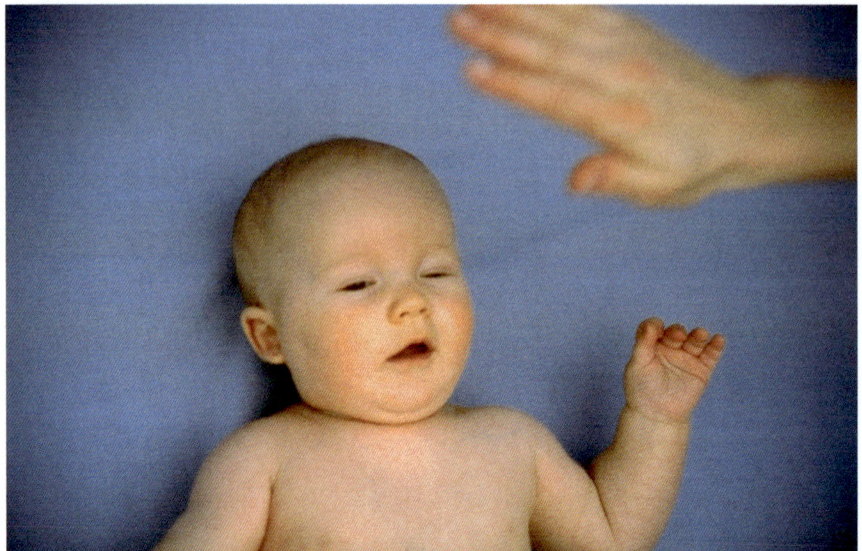

**Abb. 121:** Schließt reflektorisch die Augen, wenn plötzlich eine Hand erscheint.

## Ende 5. Monat

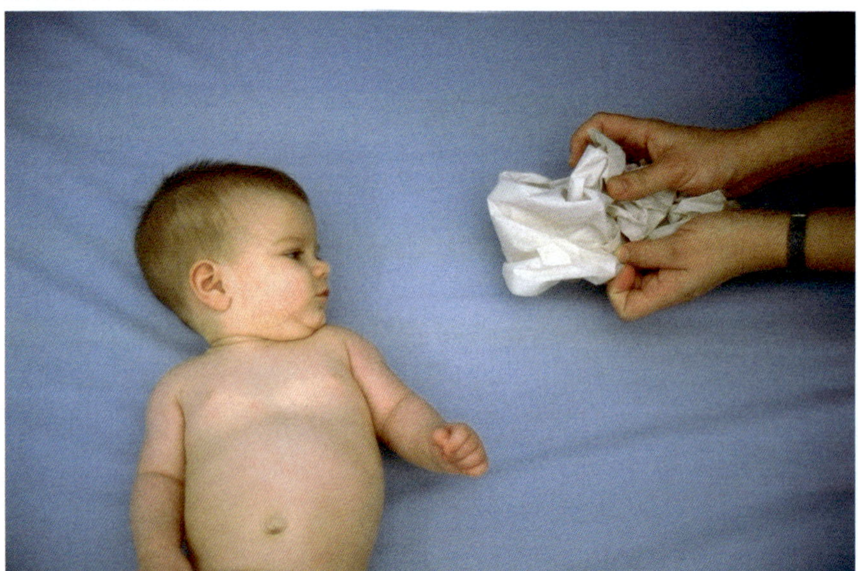

**Abb. 122:** Sucht nach dem Papierrascheln.

## Der Reflex opticofacialis (ROF)

Ab dem vierten Monat kann man die Sehfähigkeit der Augen überprüfen. Führt man eine Hand plötzlich vor die Augen des Kindes, so schließt es prompt seine Augen. Es darf aber kein Luftzug bei Annäherung der Hand entstehen. Dieser Reflex beginnt mit vier Monaten und muss mit sechs Monaten vorhanden sein *(Vojta)*. Auch dieser Reflex bleibt das ganze Leben erhalten.

### Tipp für Eltern

Sollte Ihr Kind noch nicht auf einen plötzlichen lauten Reiz blinzeln, so sprechen Sie mit ihrem Kinderarzt.

## Sucht mit Kopf und Augen nach der Geräuschquelle

Jedes Geräusch in der nächsten Umgebung weckt sein Interesse. Raschelt z. B. Papier auf der Seite, ohne dass dies vom Kind vorher bemerkt wird, so wendet es prompt den Kopf zur Geräuschquelle. Die Zuwendung zur Schallquelle setzt eine gewisse Reifung des Gehirns voraus und soll beidseits gleich gut beherrscht werden.

› Hört auf beiden Seiten.

### Tipp für Eltern

Sollte Ihr Kind auf einer Seite nie reagieren, so besprechen Sie dies mit ihrem Kinderarzt.

## Ende 5. Monat

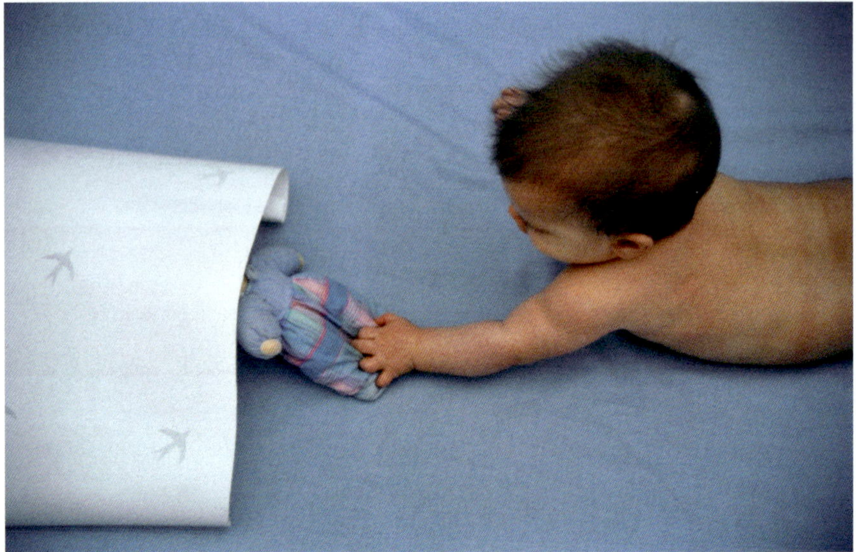

**Abb. 123:** Zieht seine Hand mit dem versteckten Spielzeug unter dem Tuch hervor.

## Ende 6. Monat

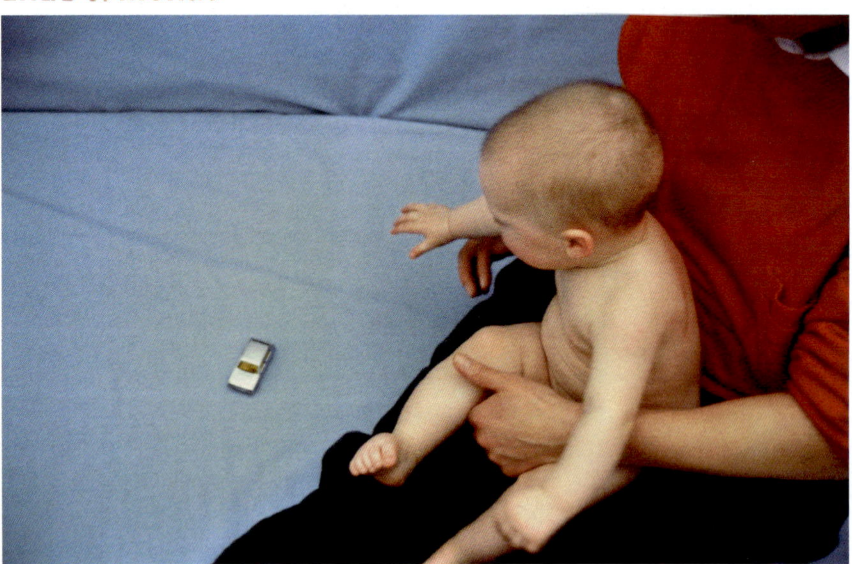

**Abb. 124:** Blickt nach heruntergefallenem Spielzeug.

## Findet versteckte Hand mit dem Spielzeug

Spielt das Kind interessiert mit einer Puppe und verdeckt man nun Hand und Puppe mit einem Tuch, so zieht das Kind seine Hand mitsamt dem Spielzeug wieder hervor. Das ist schon eine erste Gedächtnisleistung (***********Uzgiris*- und *Hunt*-Skalen).

## Schaut einem heruntergefallenen Auto hinterher

Sitzt das Kind auf dem Schoß der Mutter und fällt ihm dabei sein Spielzeug, mit dem es gespielt hat, aus der Hand, so blickt es dem Spielzeug nach, welches auf den Boden fällt. Es versucht sogar, sich zu dem heruntergefallenen Gegenstand zu beugen. Dabei erfährt es die Entfernung von der Sitzhöhe zum Boden.

› Erfasst Höhe und Tiefe.

**Zum Vergleich:**
Nach der MFED versuchten 92 % der Kinder, sich nach dem hinuntergefallenen Gegenstand zu beugen.

### Tipp für Eltern

Jetzt sollte Ihr Kind bei plötzlicher Annäherung der Hand seine Augen schließen *(Vojta)*.

---

********** *Uzgiris/Hunt sind Entwicklungspsychlogen.*

## Ende 7. Monat

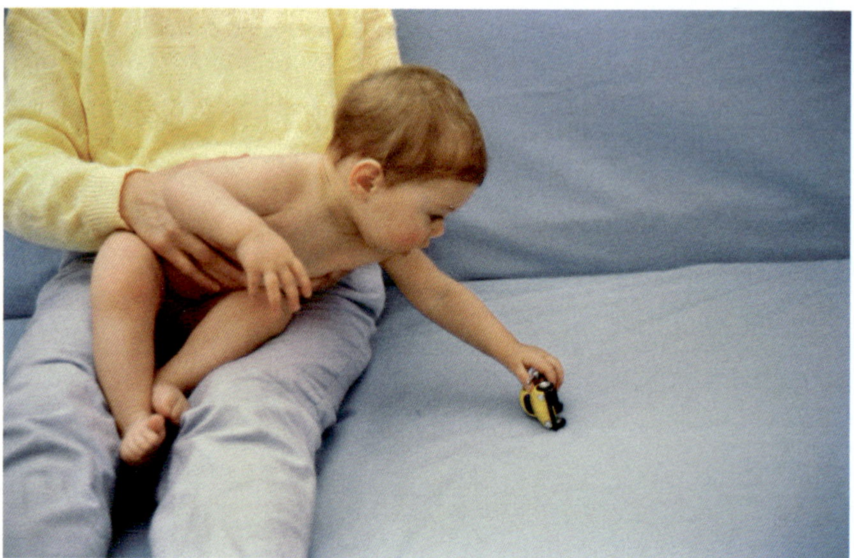

**Abb. 125:** Holt das Auto.

## Holt das heruntergefallene Auto

Die räumliche Wahrnehmung erfährt immer mehr eine Differenzierung. Auf dem Rücken liegend kann es sich nun zu beiden Seiten drehen und so alles erreichen, was seine Neugierde weckt. Es erfährt somit die räumliche Entfernung auf dem Boden. Auf dem Schoß der Mutter hat es den Überblick von oben. Sieht es ein Spielzeug auf dem Boden, welches sein Interesse geweckt hat, so möchte das Kind dieses unbedingt erreichen. Es beugt sich sogar so weit vor, bis es das Spielzeug in seiner Hand hält. Es lernt dadurch, die räumliche Entfernung immer mehr abzuschätzen. Durch seinen Bewegungsdrang kann es sogar seine Lage auf dem Schoß der Mutter verändern.

› Beugt sich auf dem Schoß der Mutter soweit vor, bis es das ersehnte Spielzeug in seiner Hand hält.

**Zum Vergleich:**
Nach der MFED konnten 92 % der Kinder dies in der 26. Woche.

## Ende 8. Monat

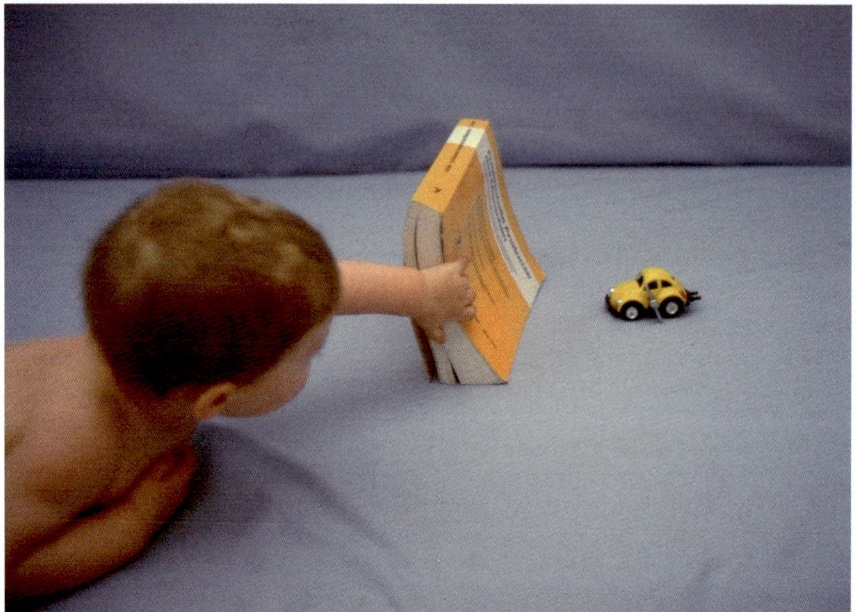

**Abb. 126:** Sucht und findet das versteckte Spielzeug.

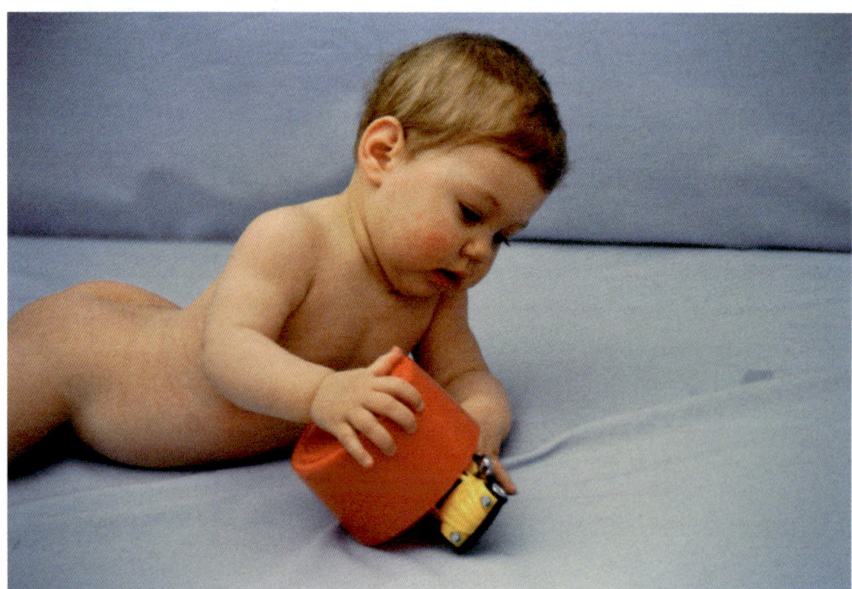

**Abb. 127:** Sucht Spielzeug unter dem Becher.

## Findet versteckte Spielsachen

Die Wissbegierde in diesem Alter ist sehr groß. Über den Bewegungsfortschritt, sich auf dem Boden vorwärts bewegen zu können, wächst auch seine Neugierde auf die Umwelt. Versteckt man vor dem Kind ein Spielzeug, mit dem es vorher hantiert hat, so wird es dieses suchen. Es hebt den Behälter hoch, unter dem das Auto versteckt wurde, es verschiebt eine Barriere (hier ein Buch), um das Spielzeug zu finden, und es findet sogar eine Glocke unter einem von zwei Tüchern, unter welchen es vor ihm versteckt wurde (*Hunt/Uzgiris* auf der Basis von *********** *Piagets* Lehre).

› Findet Spielzeug, das vor ihm versteckt wurde. Erfasst räumliche Beziehungen zwischen vorne, hinten und unten.

*********** *Jean Piaget, ein Schweizer Entwicklungspsychologe hat sich mit der Entwicklung der menschlichen Intelligenz befasst.*

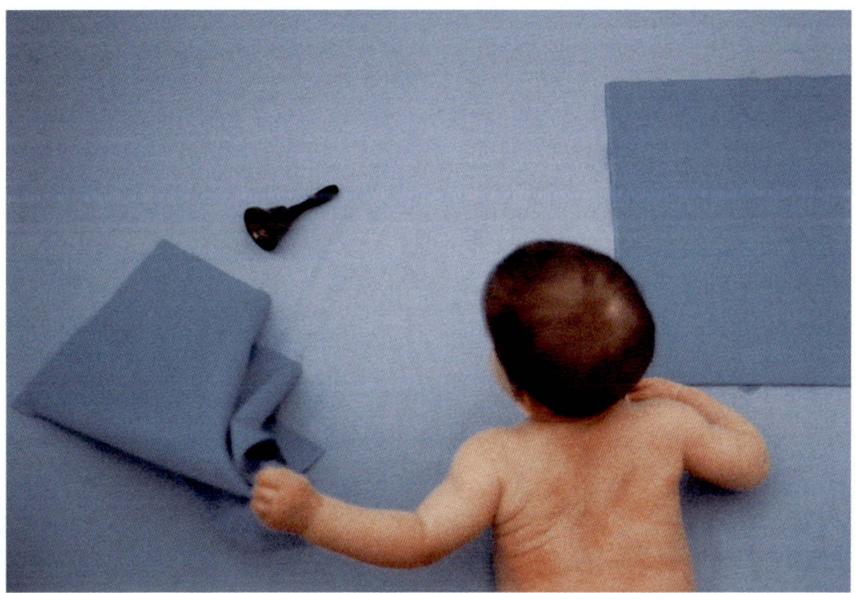

**Abb. 128:** Sucht die Glocke unter dem richtigen Tuch.

## Ende 9. Monat

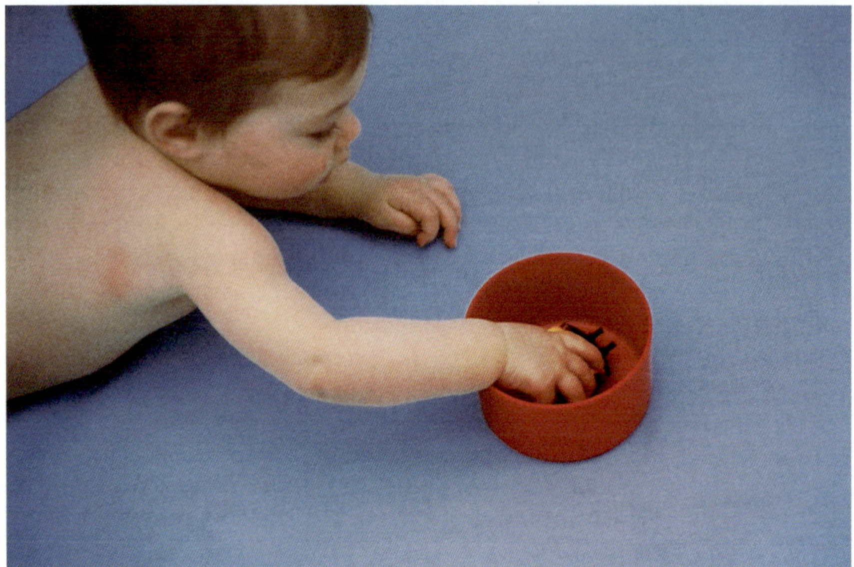

**Abb. 129:** Es nimmt Spielzeug im Behälter wahr und greift hinein.

## Ende 10. Monat

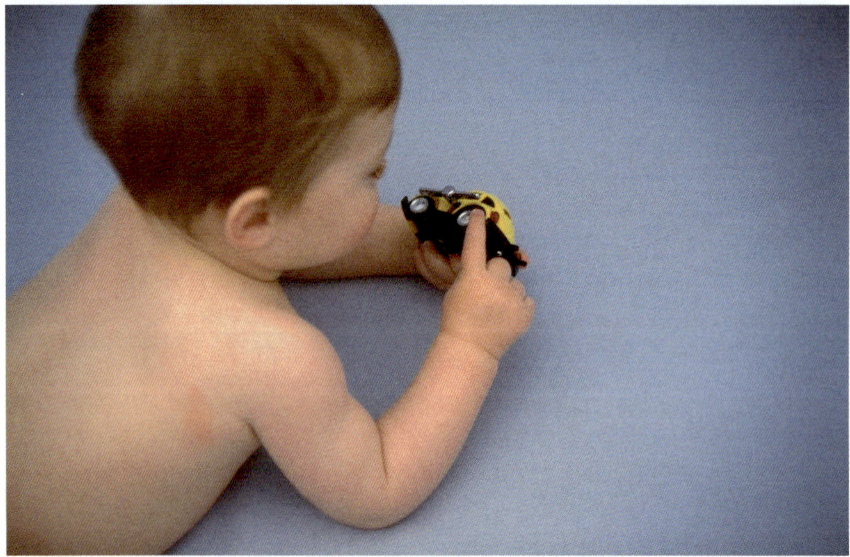

**Abb. 130:** Untersucht mit dem Zeigefinger Bestandteile.

## Findet Spielzeug in einem Behälter und greift hinein

Regt man das Interesse des Kindes dadurch an, dass man mit einem Behälter klappert, in dem Spielzeug versteckt ist, oder holt ein Spielzeug einige Male heraus und lässt es wieder hineinfallen, dann schaut das Kind in den Behälter und greift hinein. Einige Kinder können das Spielzeug auch schon aus dem Behälter wieder herausholen (MFED). So erfährt das Kind den räumlichen Unterschied zwischen außen und innen.

› Findet Spielzeug im Behälter.
› Erfasst räumliche Beziehungen zwischen außen und innen.

## Erforscht mit dem Zeigefinger das Spielzeug

Hat es den Gegenstand in der Hand, so untersucht es mit dem Zeigefinger der anderen Hand die Bestandteile des Spielzeugs (wie z. B. hier das Rad des Autos). Das Kind erforscht nicht mehr nur mit seinem Mund den Gegenstand, sondern sieht das Spielzeug in seinen Einzelheiten und untersucht es neugierig. Es beobachtet schon differenziert.

› Betrachtet und betastet das Spielzeug genau.

**Zum Vergleich:**
Nach der MFED berührten rund 90 % der Kinder Spielzeugdetails in der 41. Woche.

## Ende 11. Monat

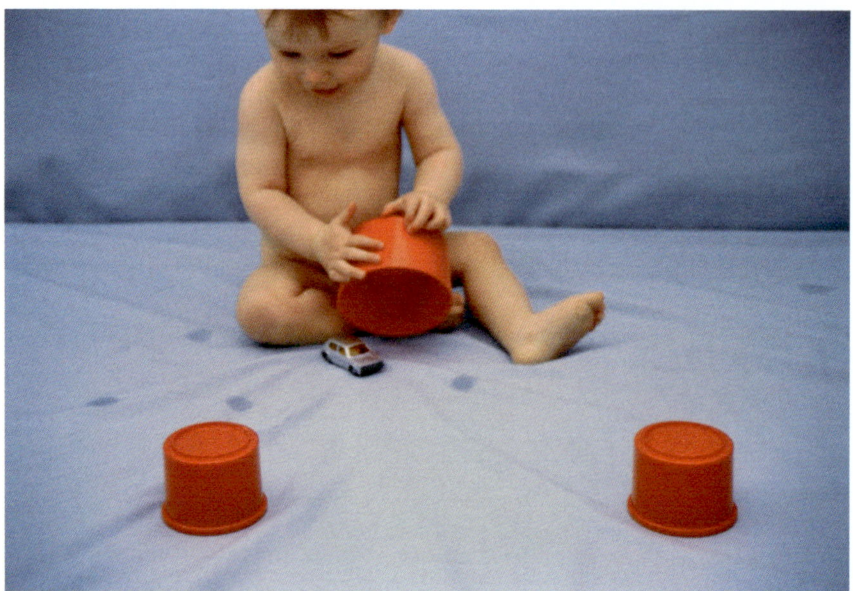

**Abb. 131:** Findet Spielzeug unter einem von drei Bechern.

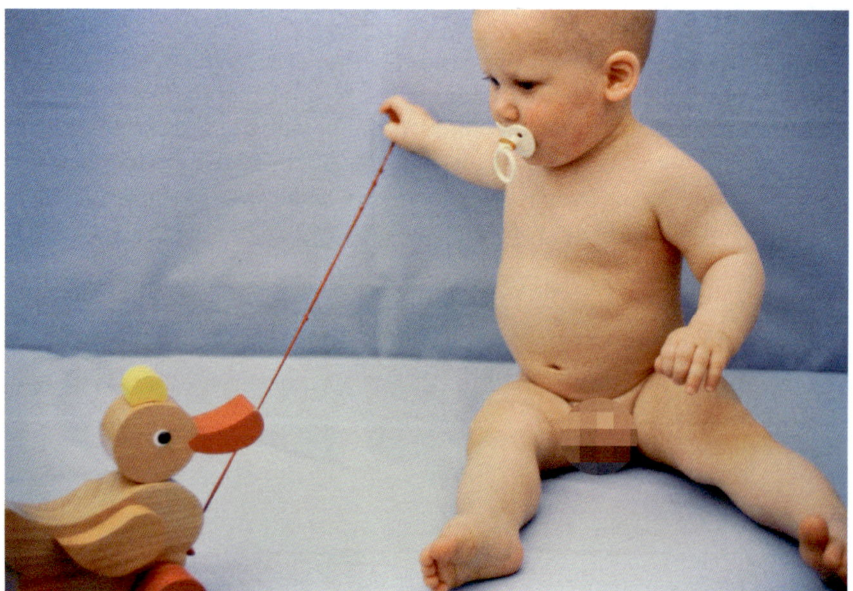

**Abb. 132:** Zieht Spielzeugente zu sich heran.

## Findet begehrtes Spielzeug unter einem von drei Bechern

Versteckt man vor dem Kind das Spielzeug, mit dem es gerade gespielt hat, unter einem von drei Bechern, so hebt es den Becher hoch, unter welchem das Spielzeug (hier ein Auto) liegt. Das Suchen und Wiederfinden bedeutet schon eine kleine Konzentrationsübung. Es ist für das Gedächtnistraining wichtig (*Uzgiris/Hunt* auf der Basis der *Piaget*'schen Lehre).

## Zieht Spielzeugente zu sich heran

In diesem Alter zeigen sie großes Interesse für Gegenstände, die an einer Schnur befestigt hinterhergezogen werden. Diese Ente wackelt mit dem Kopf und macht Geräusche, wenn sie auf den Rollen gezogen wird. Das Kind beobachtet ganz genau das Spielzeug an der Schnur, hier die Ente, wie sie sich auf den Rollen bewegt. Gibt man dem Kind die Schnur, so zieht es die Ente zu sich heran.

**Zum Vergleich:**
Nach der MFED konnten dies 90 % der Kinder in der 52. Woche.

## Ende 11. Monat

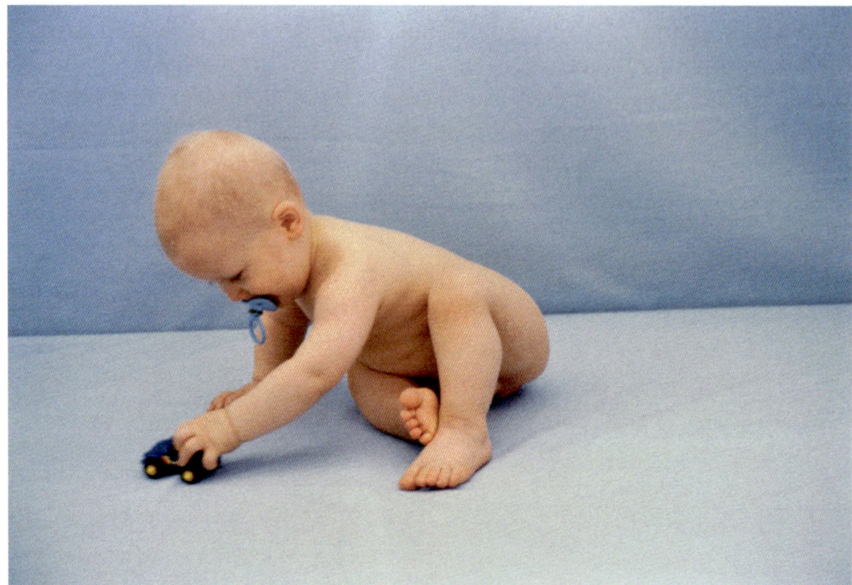

**Abb. 133:** Schiebt das Auto hin und her.

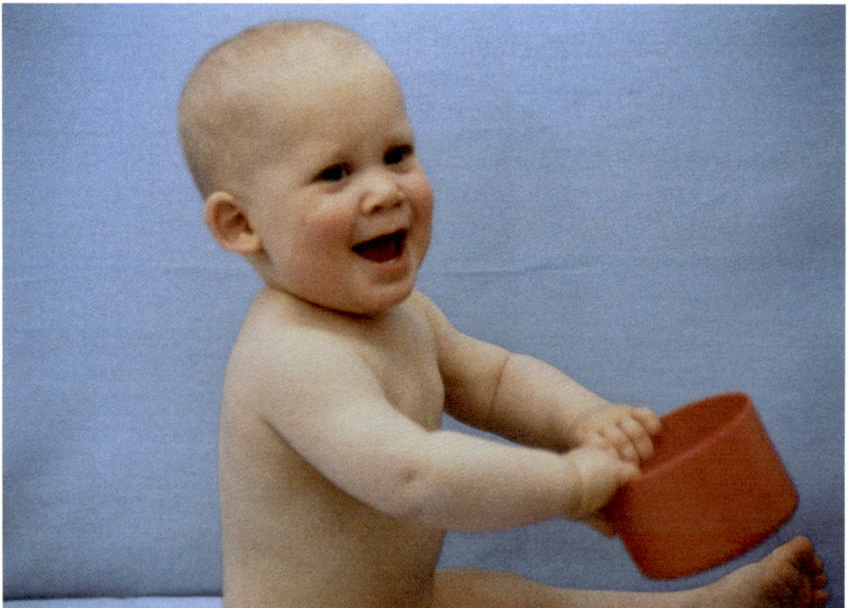

**Abb. 134:** Es klappert mit den Klötzen im Behälter.

## Schiebt das Auto hin und her

Jedes Spielzeug mit Rädern, vor allem Autos wecken seine Neugierde. Schiebt man das Auto auf der Stelle vor dem Kind hin und her, sieht es interessiert zu und versucht, dies nachzumachen. Dabei ist der Druck seiner Hand auf das Auto beim Hin- und Herschieben noch nicht angepasst. Es ahmt eher die Tätigkeit nach.

## Es schüttelt die Klötze im Becher

Alles, was Krach macht und klappert, erweckt seine Freude. Schüttelt man den mit Klötzen gefüllten Becher vor ihm hin und her, so sieht es fasziniert zu. Es möchte den Behälter haben und ahmt das Schütteln des Behälters nach. Es hat viel Spaß an dem klappernden Geräusch.

# Die Entwicklung des zwischenmenschlichen Kontaktes und des Umwelt-Kontaktes

## Neugeborenes

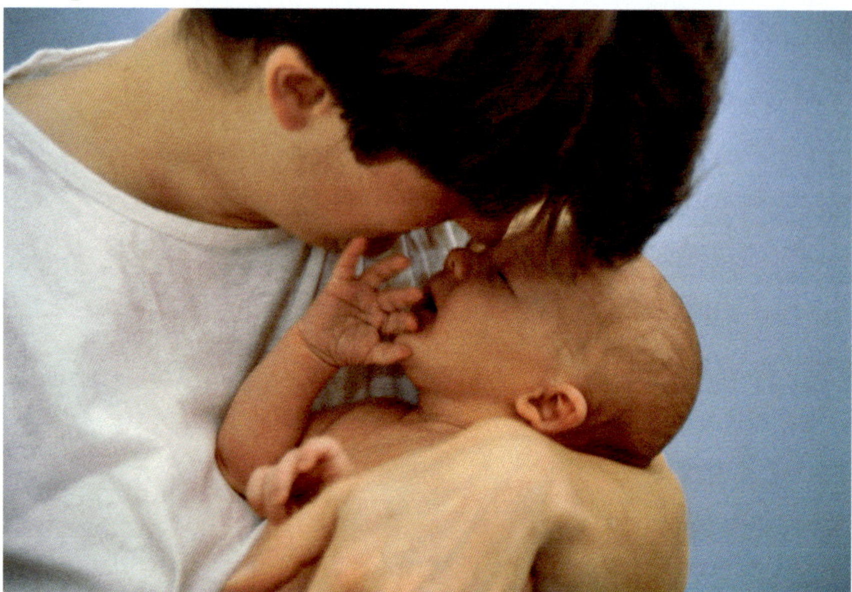

**Abb. 135:** Es beruhigt sich auf dem Arm der Mutter.

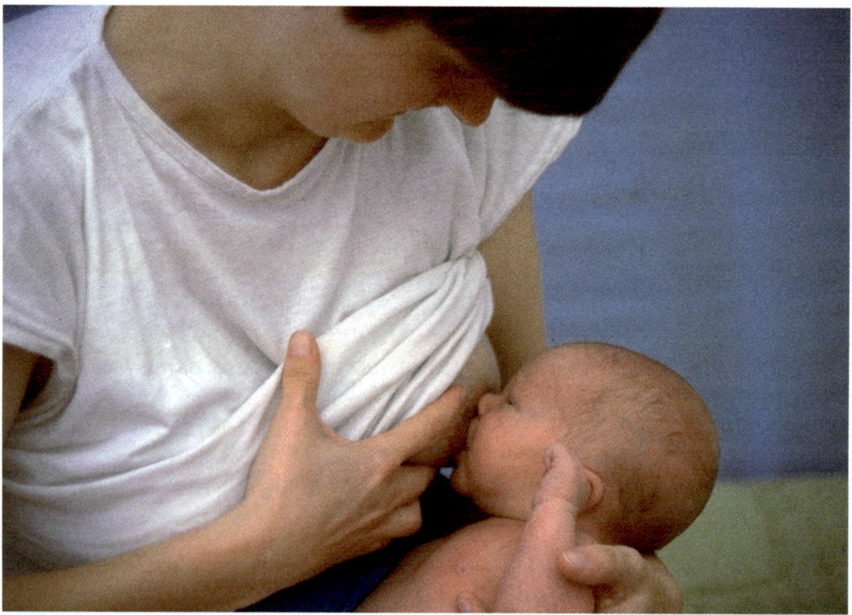

**Abb. 136:** Das Stillen.

## Es fühlt sich auf dem Arm der Mutter geborgen

Der erste zwischenmenschliche Kontakt ist die Wärme und die Nähe der Mutter. Weint der Säugling, so fühlt er sich in Ihrem Arm geborgen und lässt sich durch die Körpernähe und den Tonfall Ihrer Stimme beruhigen. Natürlich nicht, wenn er hungrig ist.

## Das Stillen

Ist er hungrig, so entsteht durch das Stillen der intensivste Hautkontakt, die innigste Beziehung zwischen Mutter und Kind. Dabei wird auf den direkten Körperkontakt hingewiesen. Das Saugen an der Brustwarze bedeutet aber auch für die Mundbewegungen des Babys einen großen Vorteil. Von Natur aus soll ein Säugling saugen und nicht trinken. Das Saugen geschieht, indem die Brustwarze der Mutter in den kindlichen Mund geführt wird, um diese gegen den harten Gaumen zu drücken und die Flüssigkeit nach hinten in die Kehle zu zwingen. Diese Faktoren sind bei den Flaschensaugern nicht gegeben. Dies betrifft die Länge (bleibt immer gleich), die Flexibilität und die Art, wie die Milch aus diesem Saugsystem fließt (************ *Daniel Garliner*).

---

************ *Daniel Garliner hat sich mit gestörter Gesichtsmuskulatur befasst.*

## Neugeborenes

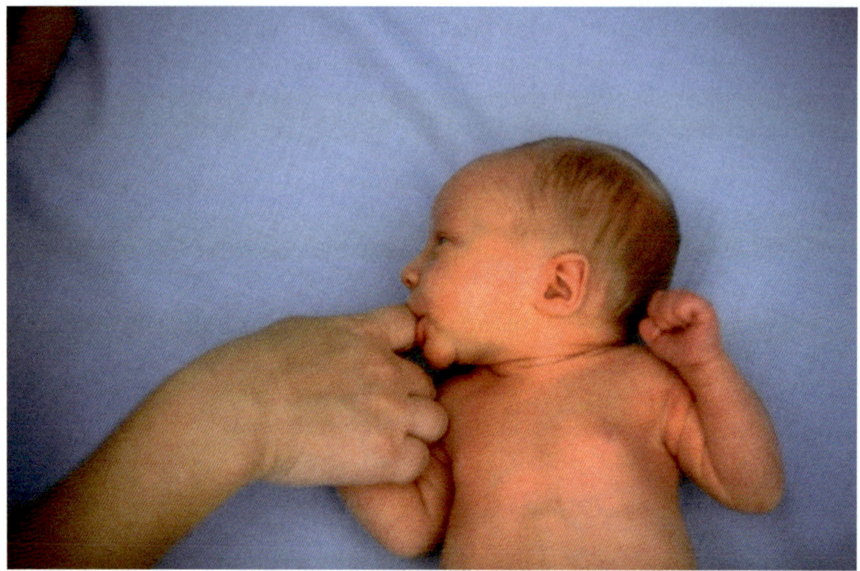

**Abb. 137:** Der Saugreflex.

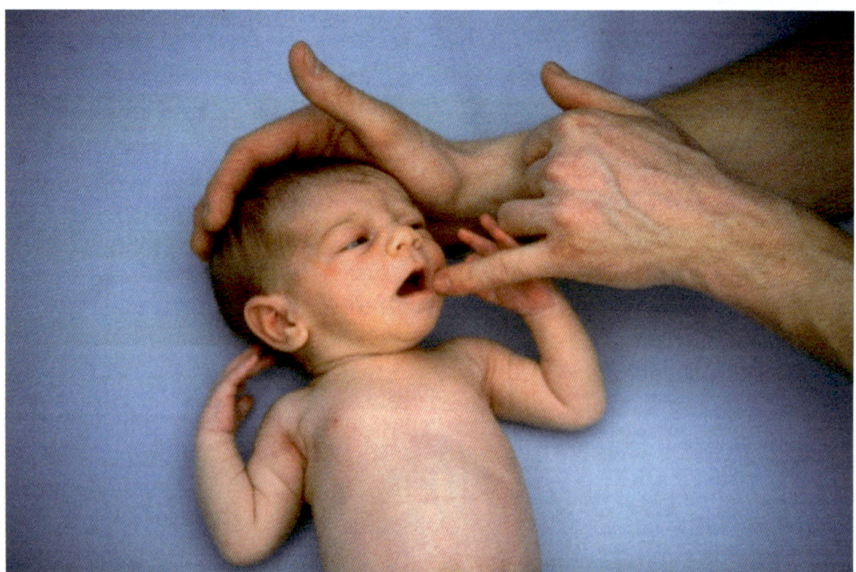

**Abb. 138:** Der Suchreflex.

## Der Saugreflex

Wird der Mund mit einem Finger gereizt (oder der Brustwarze), so öffnen sich die Lippen des Kindes. Es streckt die Zunge zu den Lippen vor und bildet mit ihr eine Trogform. Nun umschließen die Lippen den Finger (oder die Brustwarze), und es biegt die Zunge zurück. Jetzt macht das Baby „Saug- und Schluckbewegungen" (*Ingram*).

Beim Saugen kann das Baby die Länge der Brustwarze, den Fluss der Milch und die Flexibilität aufgrund der Elastizität der mütterlichen Brust kontrollieren. Bei den Flaschensaugern ist dies alles nicht möglich. Es gibt nur eine Größe von Schnullern, die für alle Säuglingsmünder passen soll, ob groß oder klein. Außerdem fließt die Milch aus dem Sauger so schnell und leicht, dass die Milch sogar oft neben den Mund fließt. Die Zunge muss dabei nicht, wie dies bei der Brustwarze der Fall ist, greifen und den Mund gegen den der Gaumen ziehen, sondern sie drückt, da die Milch zu schnell fließt, nach vorne gegen den Schnuller. Dies kann auf Dauer schädliche Folgen für die Mundbewegungen und für die Zahnstellung haben (*Daniel Garliner*).

Falls man die Flasche dem Säugling geben muss, dies kann unterschiedliche Gründe haben, dann sollte man die gefüllte Flasche auf den Kopf stellen und schauen, ob die Milch aus der Flasche fließt oder ob die Milch aus der Flasche tropft. Die Milch sollte nicht fließen, sondern tropfen.

## Der Suchreflex

Durch Berühren des Mundwinkels wird der Suchreflex ausgelöst. Der Säugling wendet seinen Kopf zu der Seite, an der der Mund gereizt wurde. Mit diesem Suchreflex kann es die Brustwarze schneller finden und in den Mund stecken.

## Ende 1. Monat

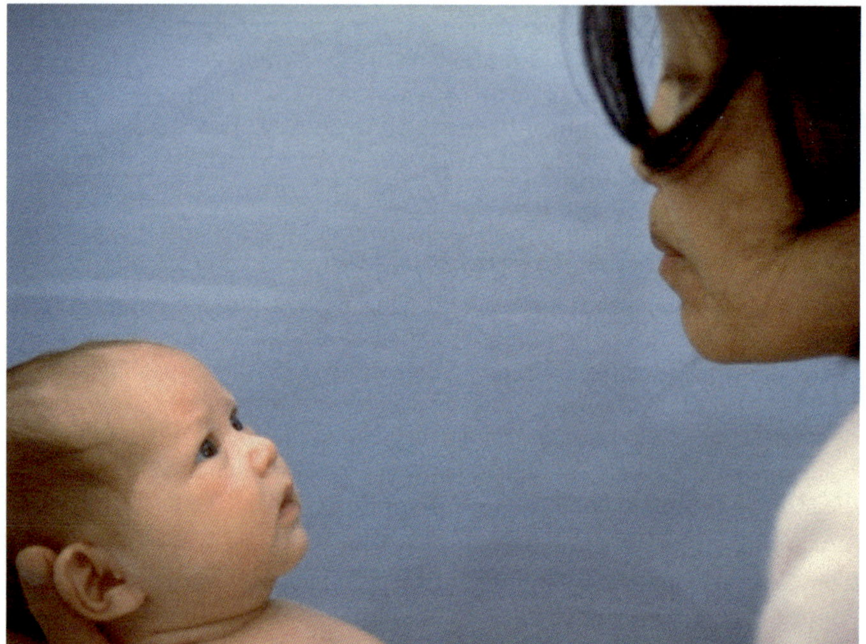

**Abb. 139:** Bestaunt seine Mutter mit Augen und offenem Mund.

## Hält still, wenn es die Mutter sieht

Wenn die Mutter ihr Kind direkt vor sich hält und mit ihm spricht, so bleibt es ganz ruhig. Es blickt seine Mutter mit großen Augen verwundert an und öffnet staunend seinen Mund. Dies kann aber auch durch jede andere Person bei dem Kind ausgelöst werden (MFED).

## Ende 2. Monat

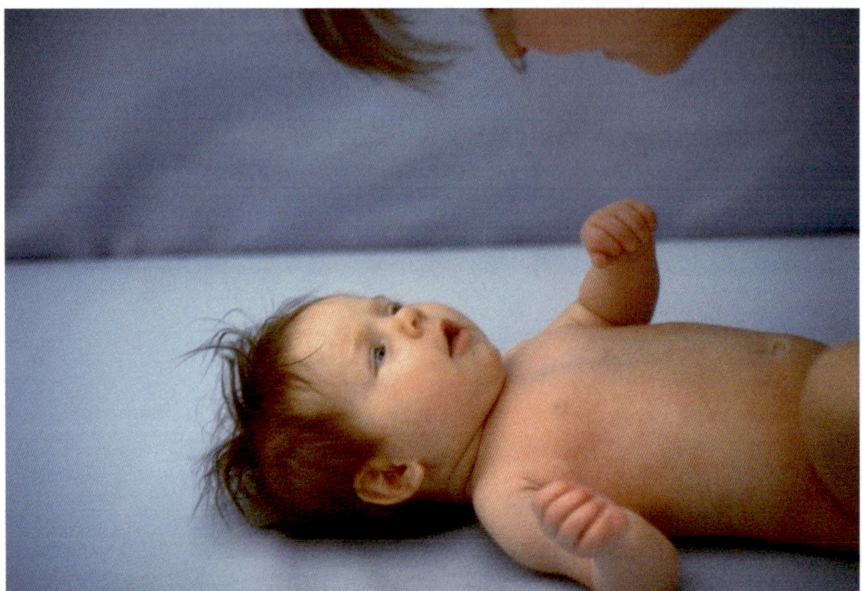

**Abb. 140:** Es sieht seine Mutter an …

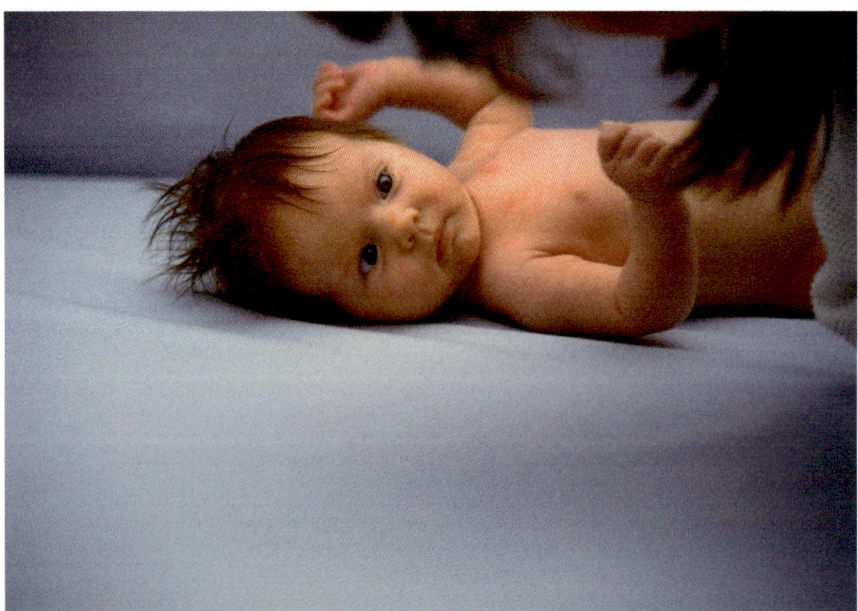

**Abb. 141:** … und folgt ihr mit dem Kopf zur Seite.

## Verfolgt das Gesicht der Mutter mit dem Kopf zur Seite

Beugt die Mutter (es kann auch eine andere Person sein) sich über das Gesicht des Kindes, so sieht es diese an. Schaut die Mutter das Kind an, spricht mit ihm und bewegt ihren Kopf zur Seite, so dreht das Kind - die Mutter fixierend – den Kopf von der Mitte zur Seite mit. Dies sollte nach beiden Seiten gleich gut möglich sein. Da das noch Kind noch keine isolierten Bewegungen kennt, reagiert bei dieser Kopfdrehung der Körper mit. Es streckt den Gesichtsarm und beugt den Hinterhauptsarm.

**Zum Vergleich:**
Nach der MFED verfolgten 90 % der Kinder in der 7. Woche den Kopf zu beiden Seiten.

### Tipp für Eltern

Achten Sie darauf, dass Ihr Kind nach beiden Seiten gleich gut ihr Gesicht verfolgt.

## Ende 2. Monat

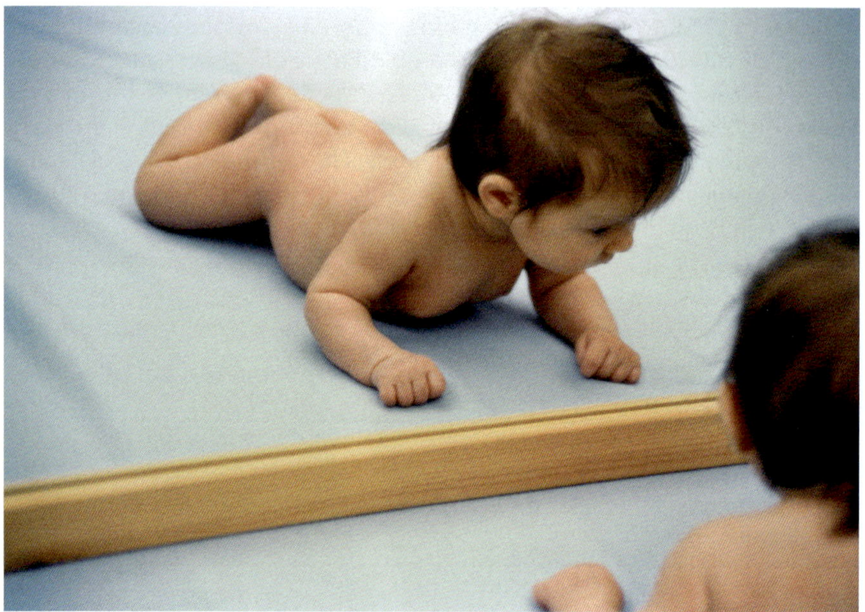

**Abb. 142:** Sieht sich im Spiegel noch nicht an.

## Reaktion auf das Spiegelbild

Das Kind liegt vor dem Spiegel auf dem Bauch. Mit zwei Monaten hat es erst den „Unterarmstütz“, d. h., es kann seinen Kopf nur kurz heben und den Kopf noch nicht so gut halten. Der Spiegel interessiert das Kind in diesem Alter noch nicht, es sieht sich nicht im Spiegel an.

## Ende 3. Monat

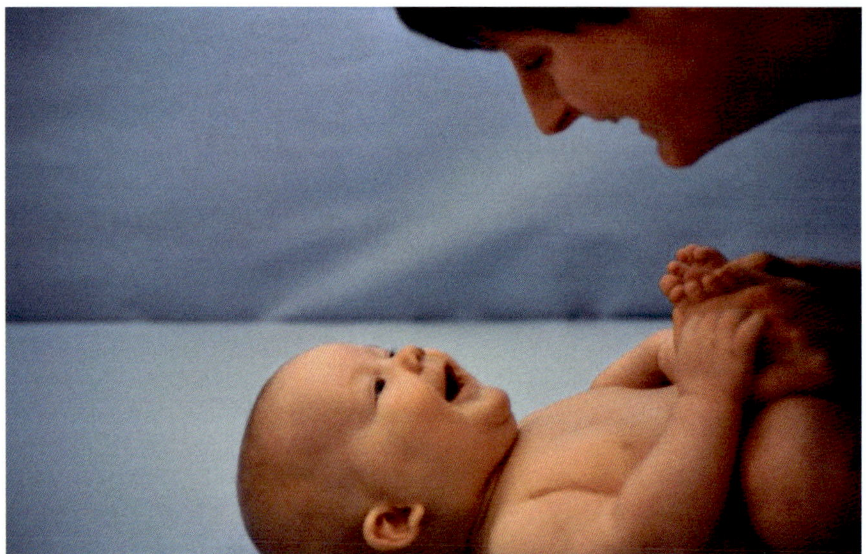

**Abb. 143:** Lächelt bewegtes Gesicht an.

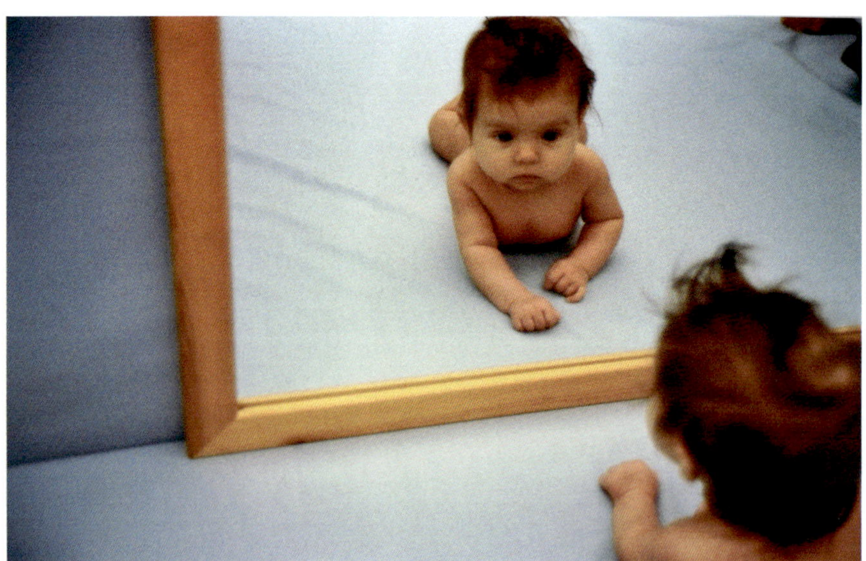

**Abb. 144:** Es sieht sein Spiegelbild an.

## „Soziales Lächeln"

Schon kleine Säuglinge lächeln manchmal flüchtig. Dies ist aber nicht jedes Mal provozierbar. Mit dem Ende des dritten Monats kann jeder Fremde das „soziale Lächeln" auslösen. Spricht man vor dem Gesicht des Kindes und bewegt den Kopf dabei, dann lächelt das Kind zurück. Für Mütter ist es sehr eindrucksvoll, wenn der Kinderarzt in diesem Alter mit dem Kind spricht und das Kind zurücklächelt.

› Lächelt, wenn ein Gesicht sich vor ihm bewegt.

**Zum Vergleich:**
Nach der MFED konnten 90 % der Kinder dies in der 12. Lebenswoche.

## Es sieht sein Spiegelbild an

Mit der sicheren Unterstützungsbasis des Ellbogen-Becken-Stützes hebt es nun seinen Kopf auf dem Bauch gut hoch. Liegt es vor dem Spiegel, so sieht es interessiert sein Spiegelbild an.

### Tipp für Eltern

Der Suchreflex ist nun erloschen *(Vojta).*

## Ende 4./5. Monat

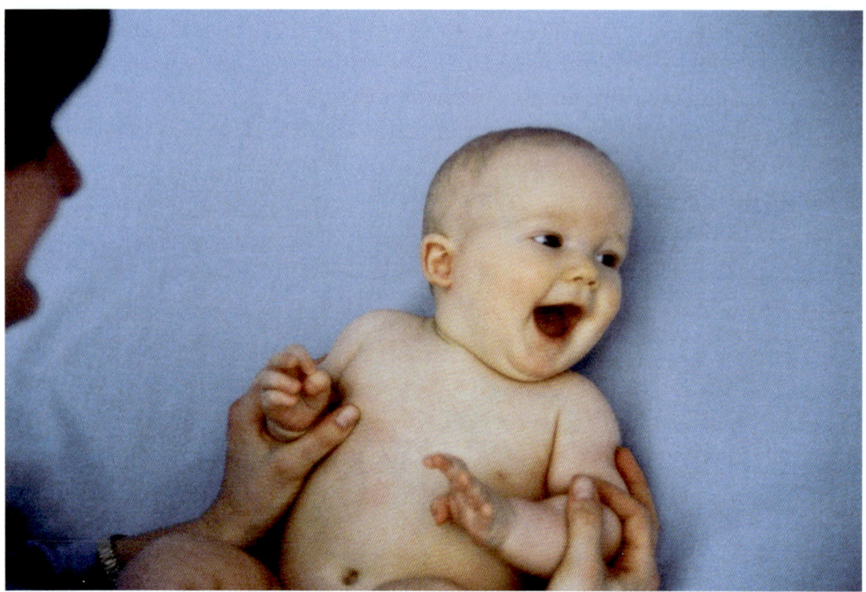

**Abb. 145:** Lacht jauchzend.

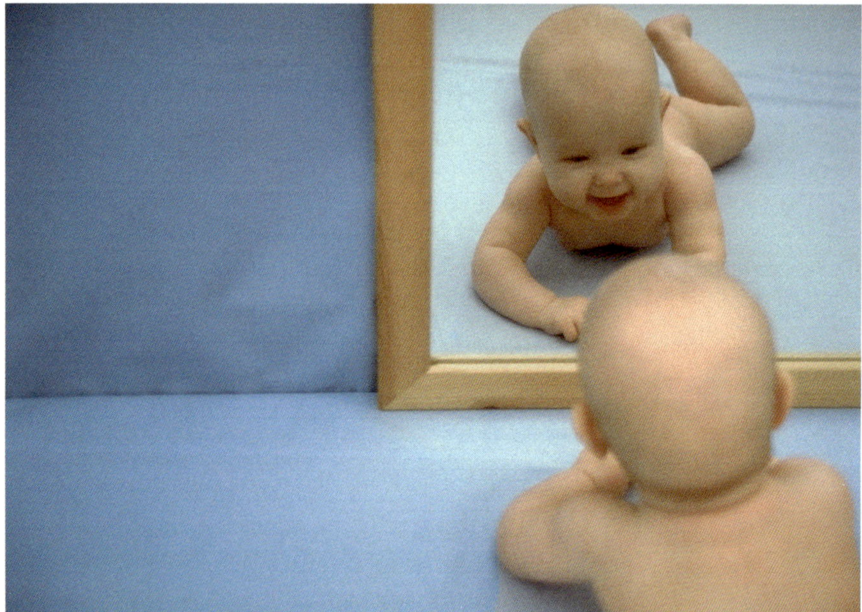

**Abb. 146:** Es lacht sein Spiegelbild an.

## Es lacht jauchzend

Liegt das Kind auf dem Rücken und wird geneckt, so hört man ein jauchzendes Lachen. Freudig bewegt es dabei seine Arme und Beine. Das Lachen wird durch seine Stimme begleitet.

**Zum Vergleich:**
Nach der MFED lachten 90 % der Kinder in der 19. Woche hörbar

## Es lacht sein Spiegelbild an

Liegt es in dieser Zeit vor dem Spiegel, so sieht es hinein und strahlt sich an. Es reagiert auf sein Spiegelbild wie auf seine Umwelt. Für den Betrachter ist es ein Vergnügen, dieses zu beobachten.

### Tipp für Eltern

Kinder liegen gerne auf dem Bauch, wenn ein Spiegel auf dem Boden steht. Dies vergrößert ihr Gesichtsfeld. Der Spiegel sollte fest angebracht sein.

## Ende 6./7. Monat

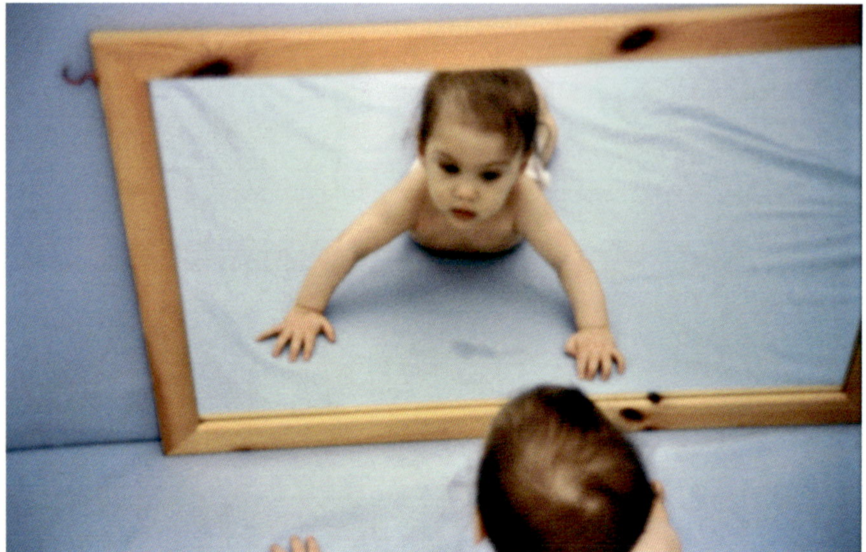

**Abb. 147:** Sieht sein Spiegelbild skeptisch an …

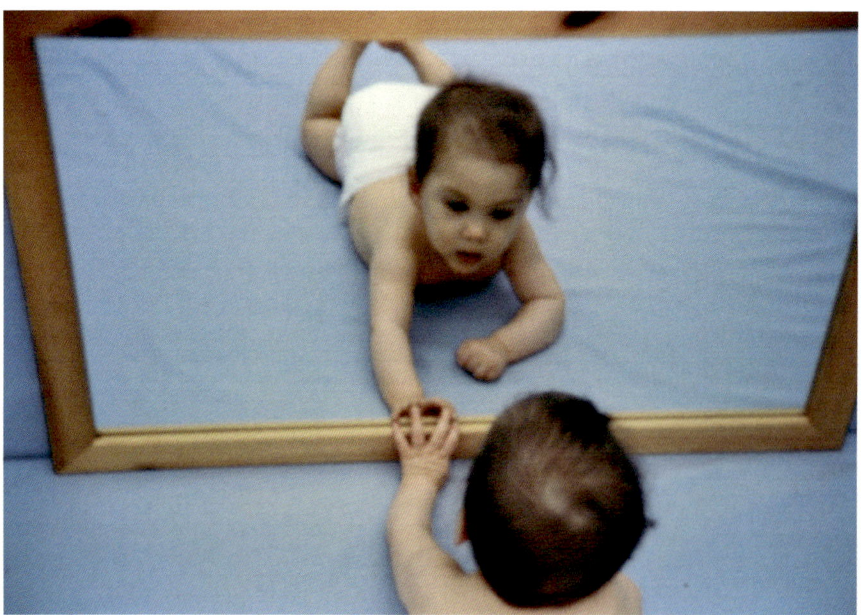

**Abb. 148:** … und betastet es.

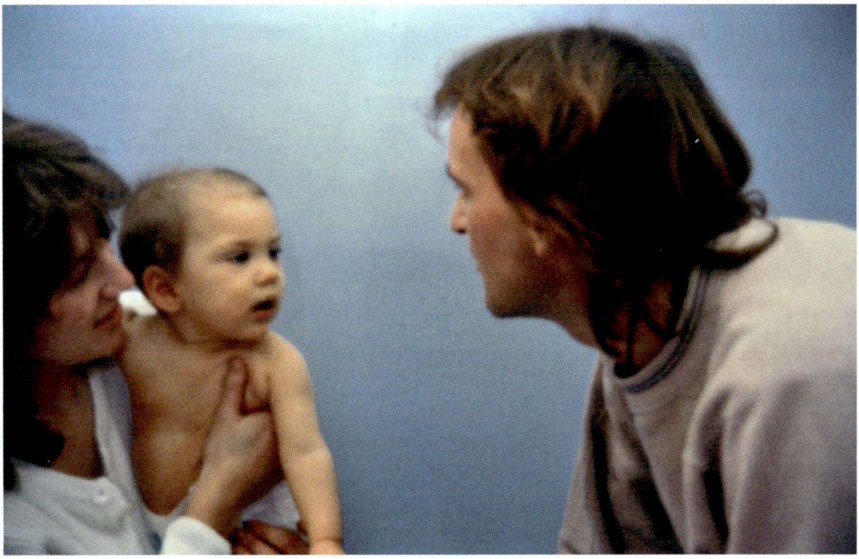

**Abb. 149:** Reagiert Fremden gegenüber zurückhaltend.

## Betrachtet skeptisch sein Spiegelbild und betastet es

Liegt es vor dem Spiegel, sieht es sein Spiegelbild befremdlich an. Während es sich ansieht, versucht es, sich im Spiegel zu betasten.

## Zeigt Fremden gegenüber Zurückhaltung

Das Strahlen gegenüber seiner Umwelt wird getrübt. Erste Skepsis kann man im Gesicht des Kindes entdecken, wenn es auf dem Arm der Mutter ist und ein fremdes Gesicht sich ihm nähert. Es lernt jetzt, fremde und vertraute Personen zu unterscheiden.

## Ende 8. Monat

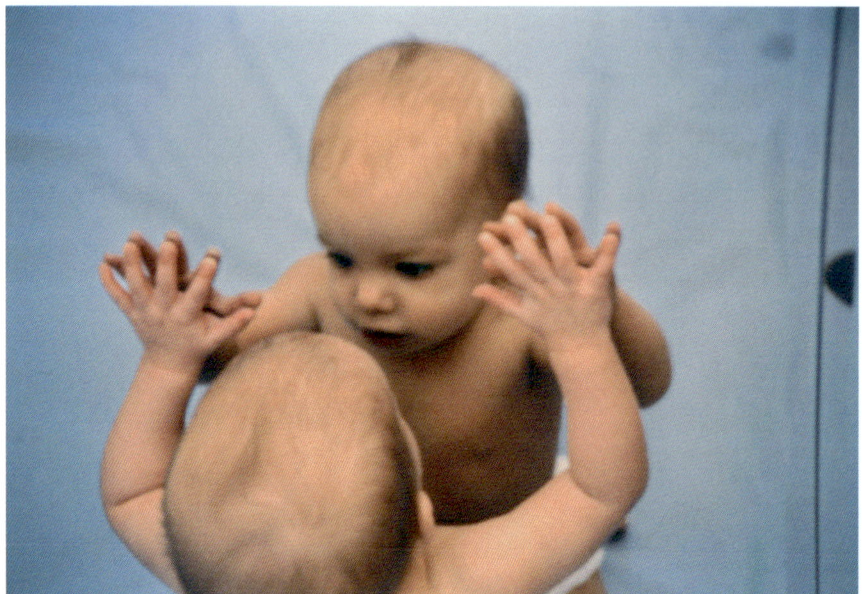

**Abb. 150:** Es sieht seinem Spiegelbild in die Augen …

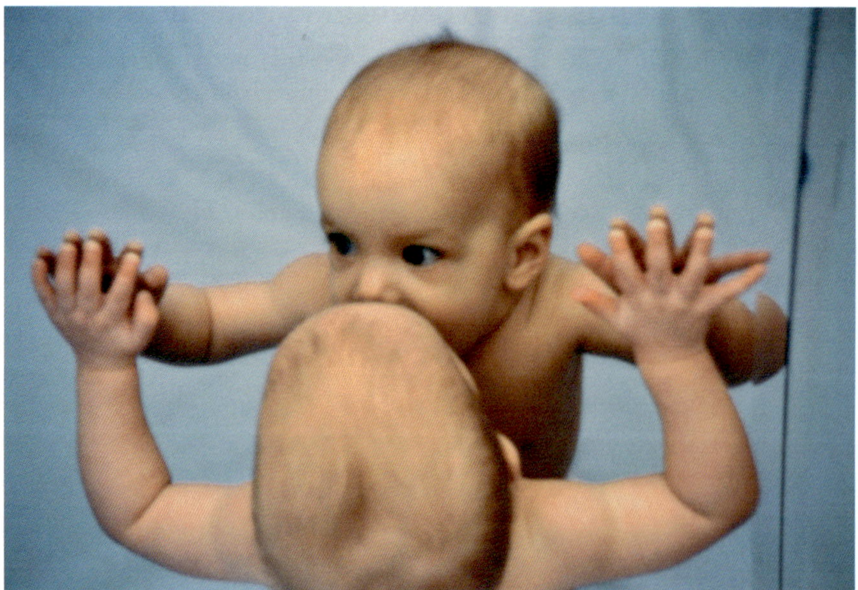

**Abb. 151:** … und betastet es mit dem Mund.

## Es sieht seinem Spiegelbild in die Augen und betastet es mit dem Mund

Ist das Kind in diesem Alter vor dem Spiegel, so sieht es sich in die Augen und betastet dann mit dem Mund sein Spiegelbild. Es erkennt sich aber noch nicht als sein Gegenüber.

## Ende 8. Monat

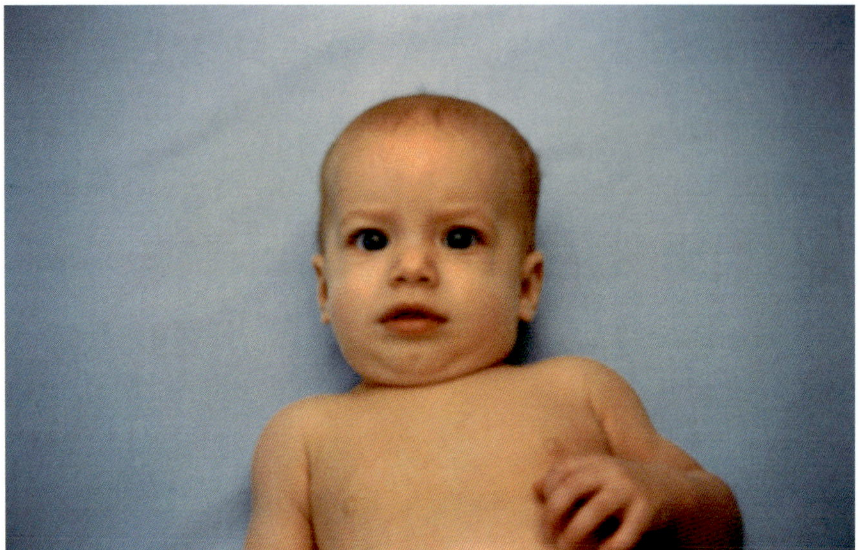

**Abb. 152:** Sieht Fremde ängstlich an.

## Ist Fremden gegenüber ängstlich

Seine Skepsis wächst von Monat zu Monat. Liegt es auf dem Rücken und sieht seine Bezugsperson nicht mehr, sondern beugt sich ein Fremder über sein Gesicht, so bekommt sein Gesichtsausdruck einen eher ängstlichen Charakter. Einige Kinder weinen sogar nach einer geraumen Zeit.

## Ende 9. Monat

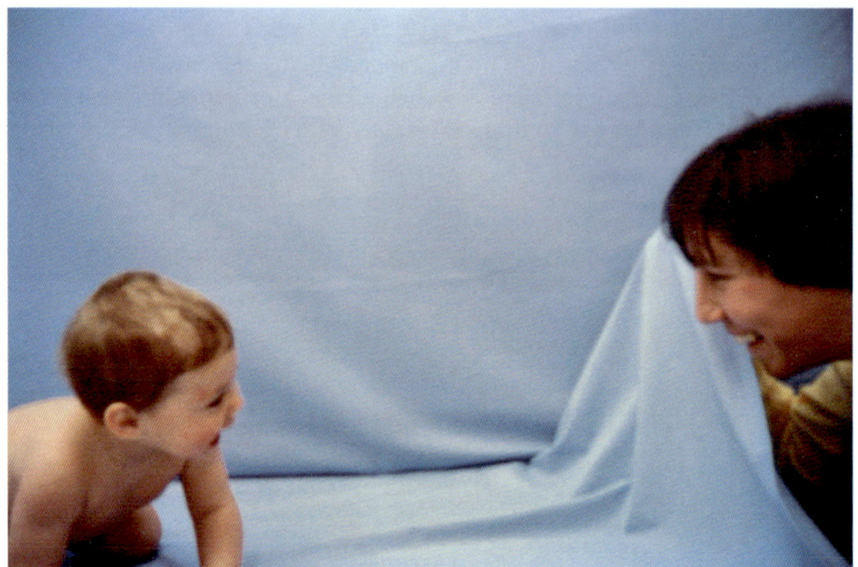

**Abb. 153:** Spielt gerne Verstecken.

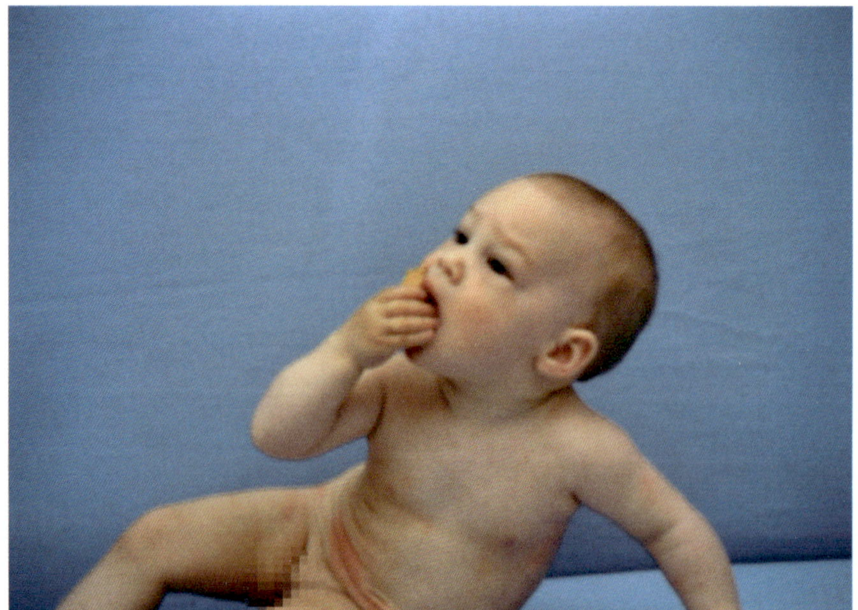

**Abb. 154:** Isst selbstständig einen Keks.

## Spielt gerne Verstecken

In diesem Alter findet es schon versteckte Spielsachen. Diese Fähigkeit kann für ein Spiel verwendet werden. Versteckt sich die Mutter hinter einem Tuch und ruft nach dem Kind, so schaut es erwartungsvoll zu der Stelle, woher die Stimme kommt. Erscheint dann hinter dem Tuch das Gesicht der Mutter, so jauchzt es vor Vergnügen. Es freut sich über jede Wiederholung (*Bühler/Hetzer*).

## Isst selbstständig ein Keks

Das Selbstständigwerden beginnt mit dem eigenständigen Essen. Gibt man ihm einen Keks, so kann es diesen alleine essen. Später wird es dann das Trinken aus der Tasse und das An- und Ausziehen lernen.

## Ende 10. Monat

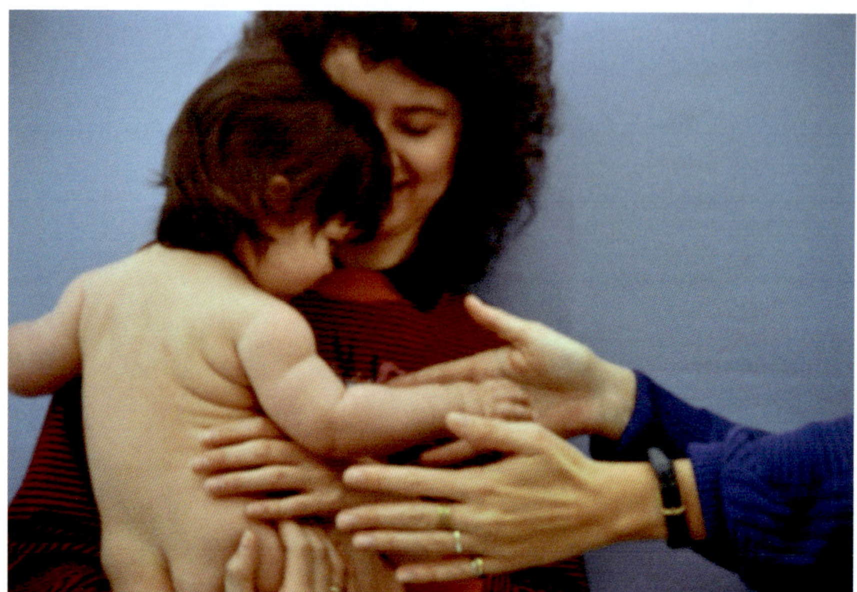

**Abb. 155:** Wendet sich ...

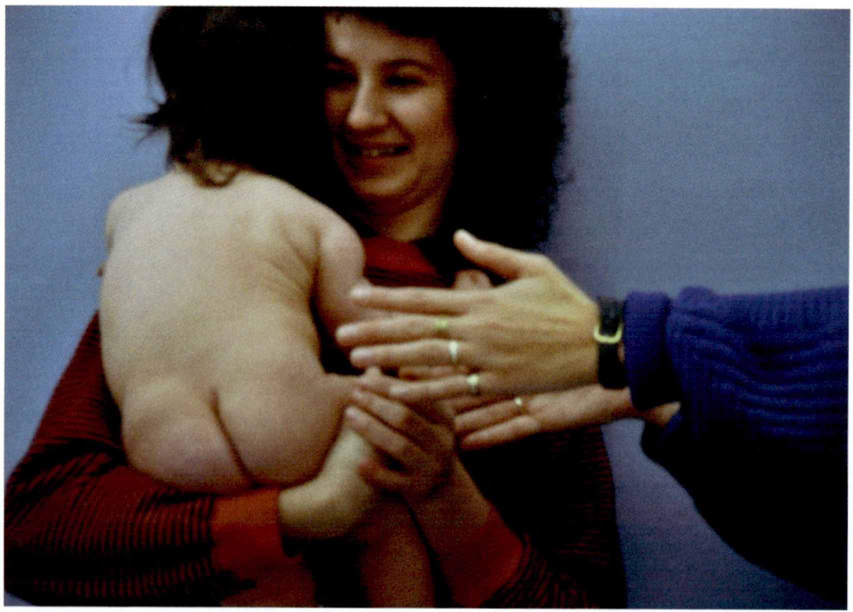

**Abb. 156:** ... von Fremden ab.

## Es „fremdelt"

Im zwischenmenschlichen Kontakt weiß es jetzt genau, zu wem es gehört. Versucht ein Fremder, es auf den Arm zu nehmen, so wendet es sich prompt von dem Unbekannten ab. Alles, was ihm fremd ist, macht ihm Angst, sowohl fremde Personen als auch fremde Räume. Sobald die Bezugsperson den Raum verlässt, fängt es an zu weinen (MFED).

**Zum Vergleich:**
Nach der MFED fremdelten 90 % der Kinder deutlich in der 43. Woche.

### Tipp für Eltern

Sollten Sie gezwungen sein, die Aufsicht Ihres Kindes einer fremden Person anzuvertrauen, so wäre es hilfreich, wenn die Aufsicht in bekannter Umgebung Ihres Kindes wäre.

## Ende 10. Monat

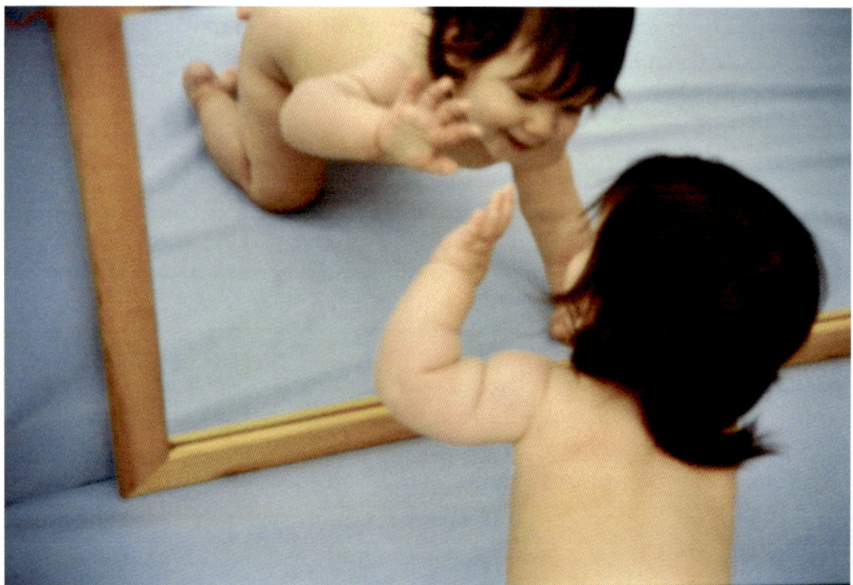

**Abb. 157:** Lacht sein Spiegelbild an und betastet ist.

## Ende 11./12. Monat

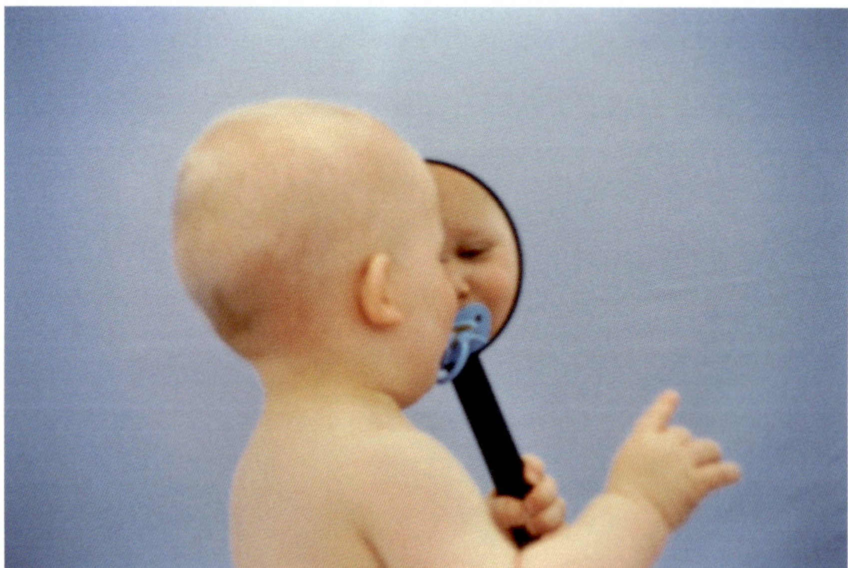

**Abb. 158:** Dreht Spiegel auf die richtige Seite und sieht hinein.

## Betastet sein Spiegelbild und lacht es an

Steht der Spiegel auf dem Boden, so krabbelt das Kind hin, schaut hinein, betastet sein Spiegelbild und lacht es an. Es hat großes Interesse an seinem Spiegelbild, erkennt sich aber noch nicht selbst.

## Dreht Spiegel auf die richtige Seite

Zeigen Sie Ihrem Kind sein Gesicht im Spiegelbild. Sieht das Kind sich im Spiegel an, so drehen Sie den Spiegel um. Das Kind nimmt den Spiegel, dreht ihn auf die richtige Seite und schaut sich im Spiegel an. Es erkennt schon Vorder- und Rückseite.

## Ende 11./12. Monat

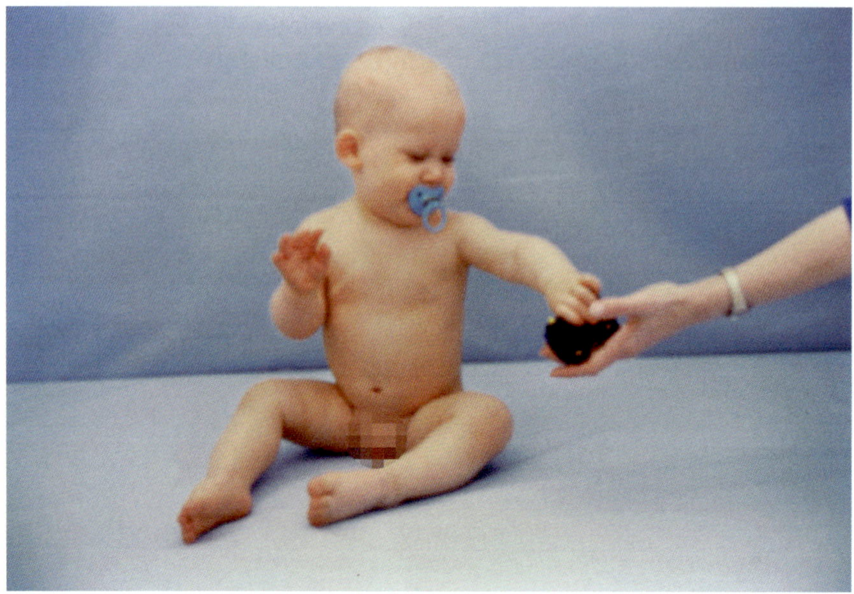

**Abb. 159:** Übergibt Spielzeug.

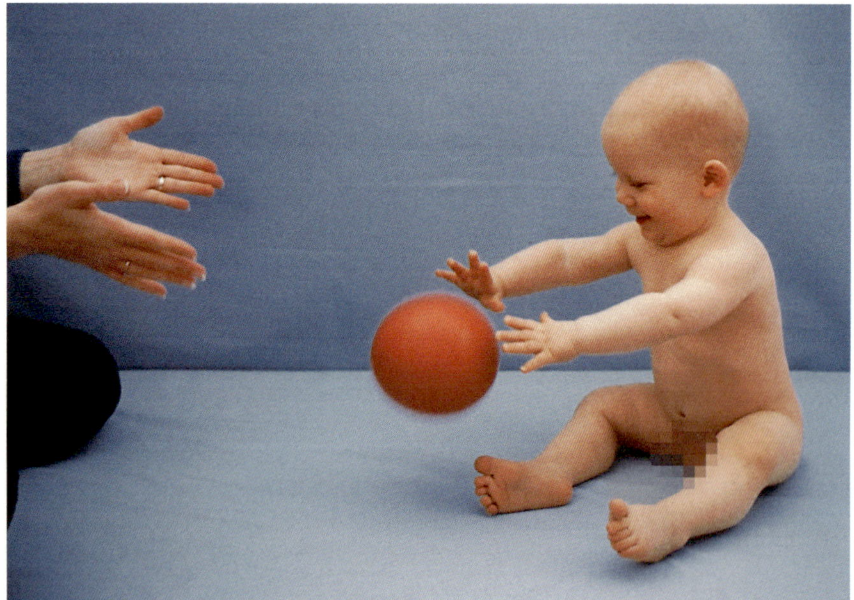

**Abb. 160:** Erste Ballspiele.

## Übergibt Spielzeug

Aus dem Wegwerfspiel wird nun eine soziale Tätigkeit. Bittet die Mutter das Kind, ihr den Gegenstand zu geben, so reicht das Kind der Mutter das Spielzeug.

**Zum Vergleich:**
Nach der MFED konnten dies 90 % der Kinder mit 52 Wochen.

## Erste Ballspiele

Viel Freude haben Kinder in diesem Alter mit dem Ball. Rollt oder wirft man ihnen einen Ball zu, so versuchen sie, diesen wieder zurückzuwerfen. Es kann aber auch noch nicht gezielt werfen, sondern dies ist eher ein nachahmendes Loslassen beider Hände.

# Meilensteine der normalen Bewegungsentwicklung und Alarmzeichen für Fehlhaltungen im ersten Lebensjahr

Jeder weiß, dass der Säugling bei Geburt noch nicht sitzen, krabbeln oder laufen kann. Dies muss sich als erst allmählich entwickeln. Alle Säuglinge in der Welt entwickeln sich in ihrer Bewegung in der gleichen Weise. Deshalb lassen sich Meilenstein erkennen, an denen man ablesen kann, ob sich die Bewegung normal entwickelt oder nicht.

In Rückenlage kann man diese Meilensteine vom

- 3. bis 4. Monat und vom
- 6. bis 7. Monat beobachten.

In Bauchlage sind diese Meilensteine vom

- 3. bis 4. Monat,
- 6. bis 7. Monat,
- 9. bis 10. Monat.
- 12. bis 14. Monat zu erkennen.

Damit sie bei Ihrem Säugling erkennen können, ob er sich in seiner Bewegung normal entwickelt oder nicht, werden die Meilensteine kurz und bündig in Bild und Text dargestellt. Die schnelle Übersicht und die deutlichen Warnhinweise sind ein Vorteil dieser Zusammenstellung.

## Die normale Rückenlage Ihres Babys am Ende des 3., Anfang des 4. Monats

Die normale Rückenlage am Ende des 3., Anfang des 4. Monats. Arme und Beine sind vor dem Körper. „Auge-Hand-Mund-Koordination" der Rumpf ist gerade. Die Rückenstreckmuskulatur wird trainiert.

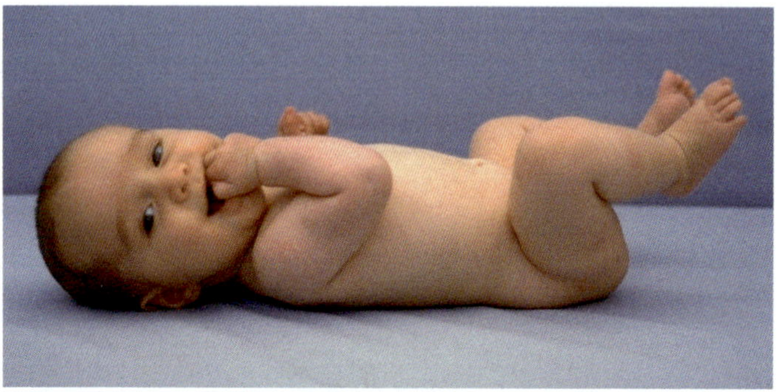

**Abb. 161:** Die Rückenstreckmuskulatur wird trainiert.

### Beurteilung der Hand:

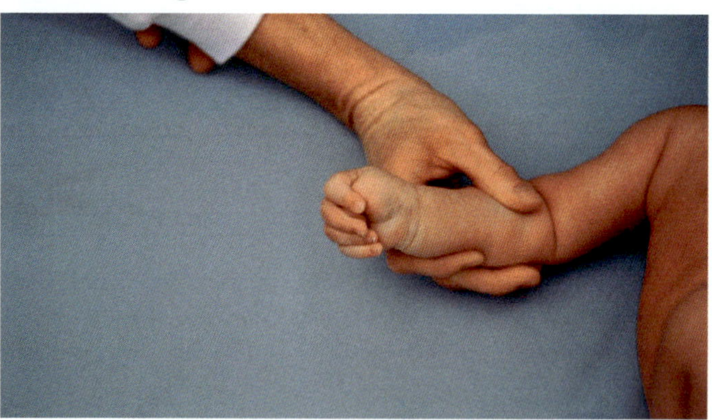

**Abb. 162:** Hier ist der Daumen eingeschlagen.

Die feste Fausthaltung ist verschwunden. Die Daumen sind nicht eingeschlagen, d. h., sie werden nicht in der Hand gehalten.

> **WARNHINWEIS**
>
> Sollte Ihr Kind zum Handöffnen seinen Daumen immer nach innen halten, zeigen Sie es ihrem Kinderarzt.

## Beurteilung des Oberkörpers:

Der Oberkörper ist gerade. Kopf, Rücken und Po liegen auf der Unterlage.

Auch dies können Sie überprüfen: Denken Sie sich eine gerade Linie durch die Mitte des Körpers über Nase-Kinn-Brustbein-Bauchnabel und Schambein. Von dieser Mittellinie aus sollen beide Brusthälften rechts und links gleich stark gewölbt sein.

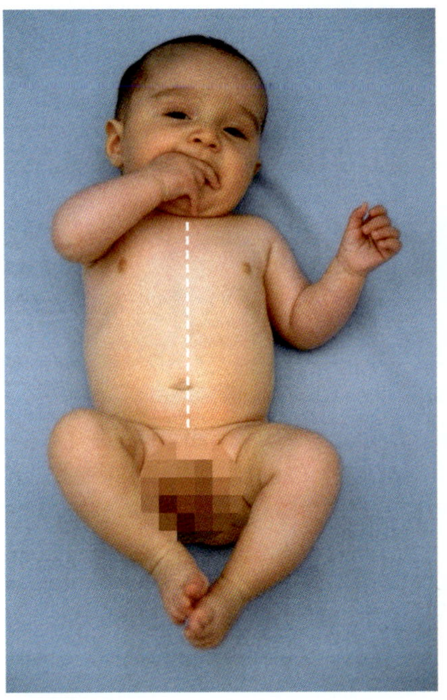

**Abb. 163:** Bei diesem Kind verläuft die Nase-Kinn-Brustbein-Bauchnabel-Schambein-Linie gerade.

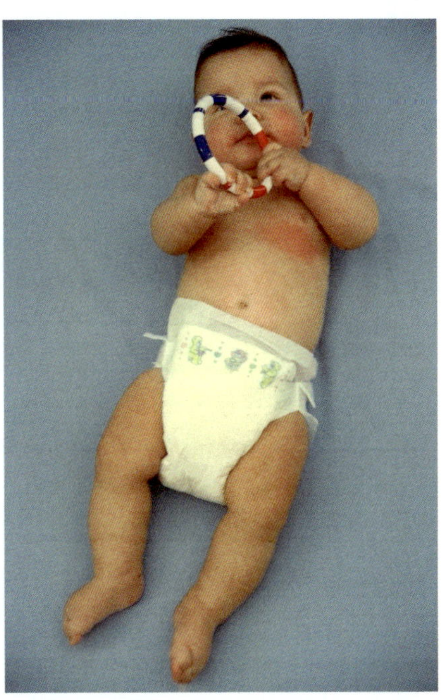

**Abb. 164:** Bei diesem Kind verläuft die Nase-Kinn-Brustbein-Bauchnabel-Schambein-Linie schief.

### WARNHINWEIS

Sollte bei Ihrem Kind die Linie ständig zu einer Seite schief verlaufen, dann sprechen Sie mit Ihrem Kinderarzt.

## Beurteilung der Arme:

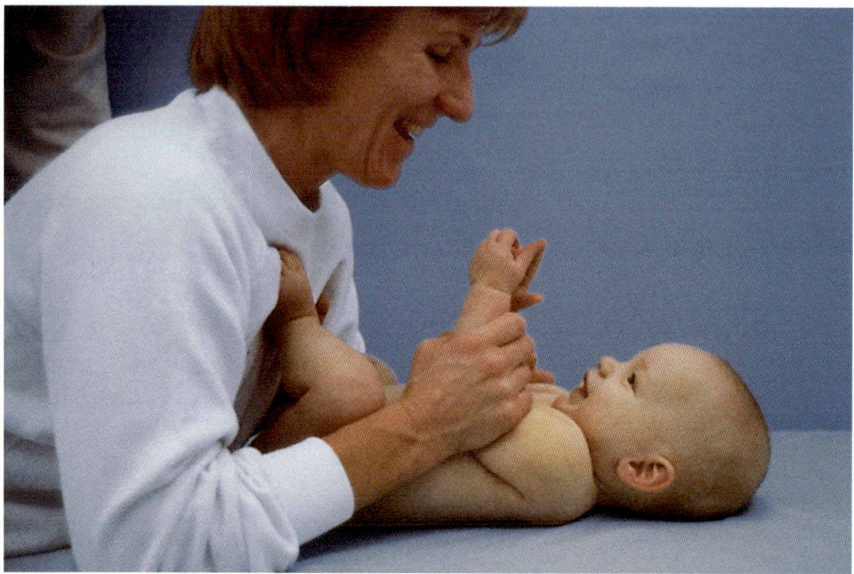

**Abb. 165:** Das „Hand-Hand-Zusammenspiel". Die Hände öffnen sich spielerisch.

Fassen Sie die Arme Ihres Kindes an den Ellbogen, und führen Sie seine Hände zusammen. Streichen Sie nun die Hände aneinander, bis sie sich locker öffnen mit diesem Hand-Hand-Zusammenspiel.

### WARNHINWEIS

Drückt Ihr Kind beim Vorbringen der Arme seinen Kopf nach hinten auf die Unterlage, ist dies kein gutes Zeichen. Reden Sie dann dringend mit Ihrem Kinderarzt.

## Beurteilung der Beine:

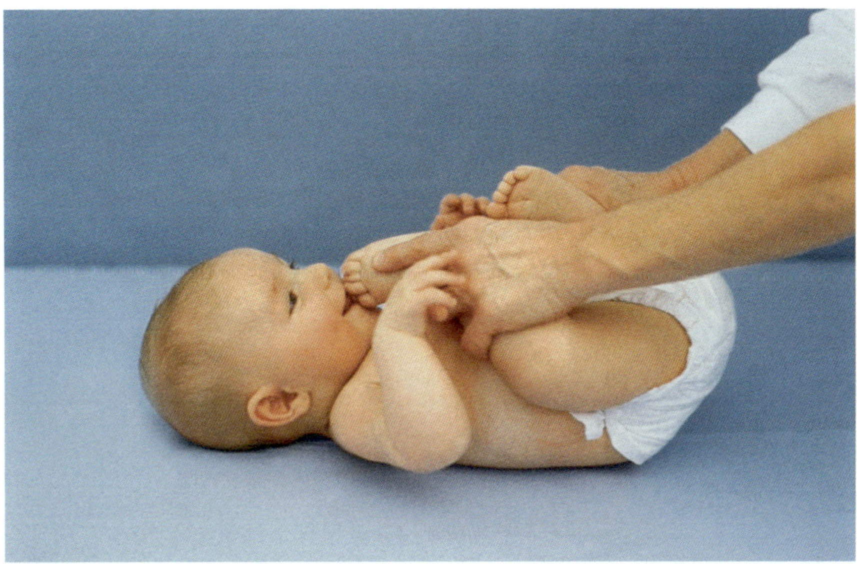

**Abb. 166:** Das „Fuß-Mund-Spiel". Sie führen die Füße des Kindes zum Mund.

Die Beine sind in Hüfte und Knie angewinkelt. Die Oberschenkel sind weit gespreizt und nach außen gedreht. Die Füße berühren sich in der Luft und spielen miteinander. Die Beweglichkeit der Beine können Sie mit dem „Fuß-Mund-Spiel" überprüfen: Sie führen die Füße des Kindes zum Mund.

### WARNHINWEIS

Sollte Ihr Kind beim Fuß-Mund-Spiel sich gegen die Beinbeugung sperren, so sprechen Sie mit Ihrem Kinderarzt.

## Die normale Bauchlage Ihres Babys am Ende des 3., Anfang des 4. Monats

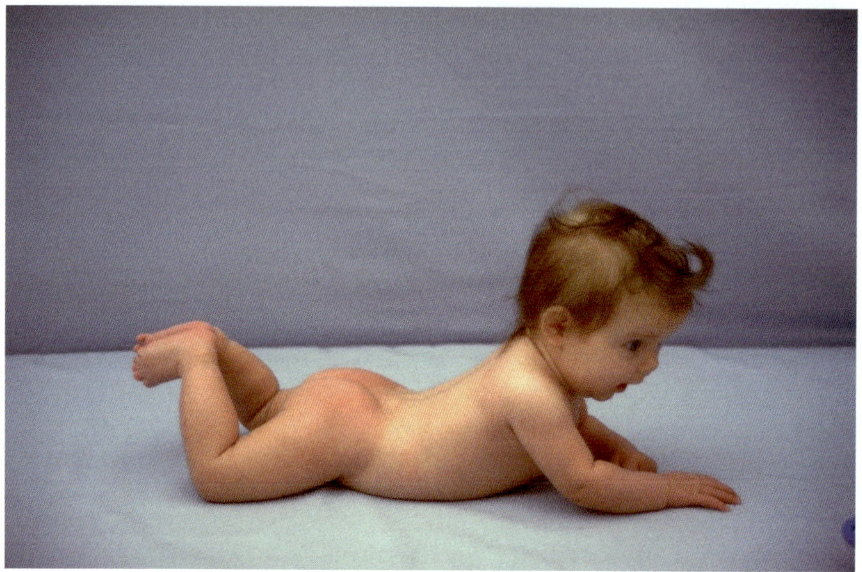

**Abb. 167:** Der Ellbogen-Becken-Stütz.

Beachten Sie den Ellbogenstütz mit aufliegendem Becken. Kopf und Unterschenkel sind abgehoben.

**WARNHINWEIS:**

Sollte Ihr Säugling in Bauchlage ständig weinen oder vom Bauch auf den Rücken kippen, dann sprechen Sie mit Ihrem Kinderarzt.

## Beurteilung des Kopfes:

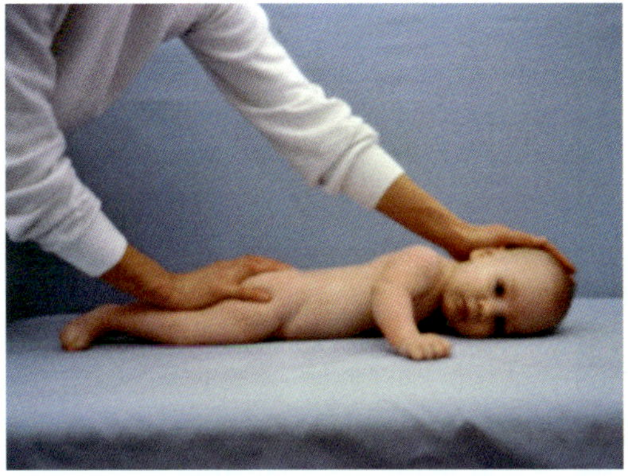

**Abb. 168:** Kopfablegen zu beiden Seiten.

Beim Schlafen auf dem Bauch sollte Ihr Baby den Kopf gleich gut nach rechts und links legen, es bevorzugt keine Seite mehr. Wenn ein Baby immer nur auf derselben Seite liegt, kann es, da die Knochen in diesem Alter noch sehr weich sind, einen schiefen Kopf bekommen. Der Arzt spricht vom sog. Lageschaden.

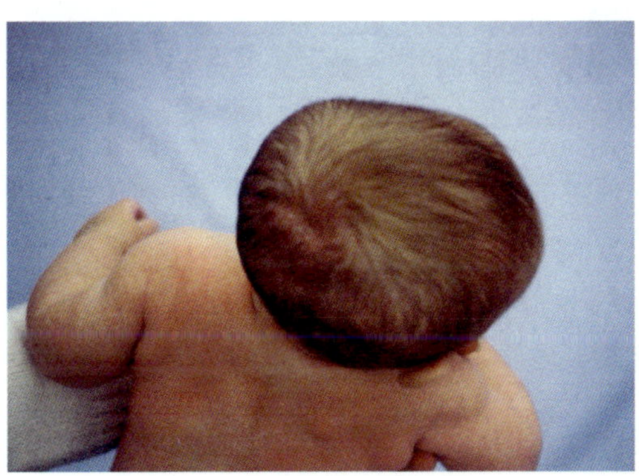

**Abb. 169:** Dieses Kind hat einen rechten, abgeflachten Hinterkopf. Einen sog. Lageschaden.

**WARNHINWEIS:**

Sollte Ihr Kind immer nur eine Seite bevorzugen, „eine Lieblingsseite haben", dann sagen Sie dies Ihrem Kinderarzt.

## Beurteilung des Rumpfes:

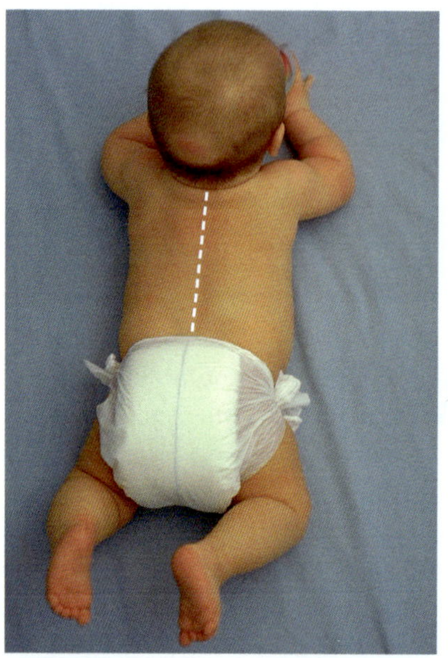

**Abb. 170:** Sein Rumpf ist gerade. Sie können dies so prüfen:

Stellen Sie sich eine gerade Linie vor, die von der Mitte des Hinterkopfes Ihres Babys bis zur mittleren Pofalte geht. Bei dem Kind verläuft die Linie gerade.

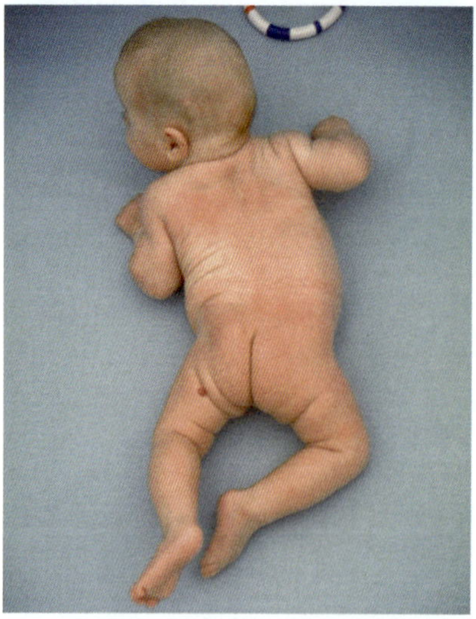

**Abb. 171:** Bei diesem Kind verläuft die Linie von der Mitte des Hinterkopfes bis zur mittleren Pofalte schief.

### WARNHINWEIS:

Wenn die gedachte Linie ständig zu einer Seite schief oder krumm verläuft, ist dies ein wichtiger Grund, Ihr Baby dem Kinderarzt zu zeigen.

## Beurteilung der Pofalten:

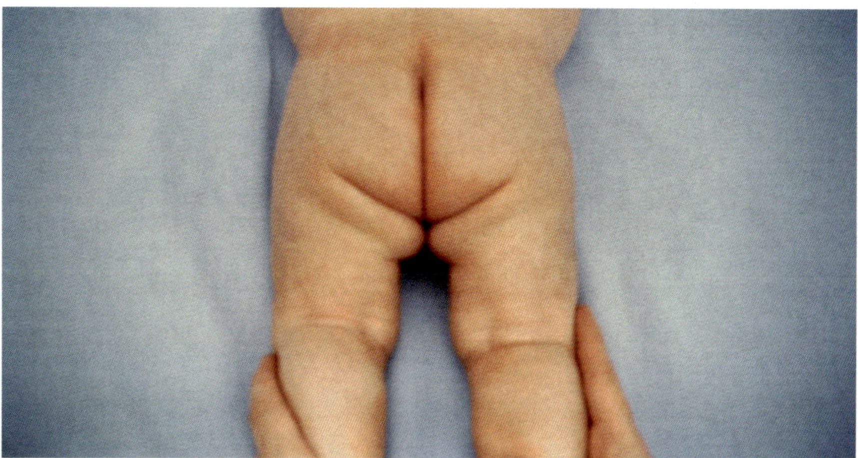

**Abb. 172:** Bei dem Kind sind die Pofalten gleich (symmetrisch).

Seine seitlichem Pofalten sind auf beiden Seiten gleich. Dies prüfen Sie so: Sie nehmen die Knie Ihres Babys und halten die Beine gestreckt zusammen.

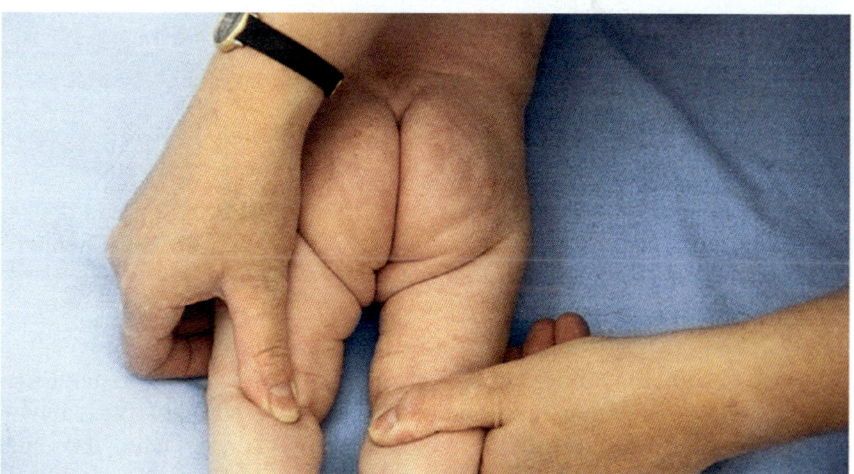

**Abb. 173:** Bei dem Kind sind die Pofalten asymmetrisch.

### WARNHINWEIS:

Wenn die Pofalten nicht genau gleich sind (asymmetrisch), dann zeigen Sie dies Ihrem Kinderarzt.

## Beurteilung der Beine:

Der Po darf sich nicht von der Unterlage abheben.

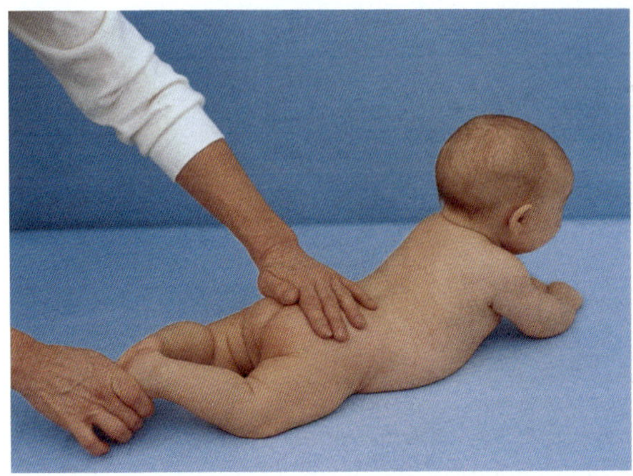

**Abb. 174:** Mit einer Hand halten Sie den Po auf die Unterlage ...,

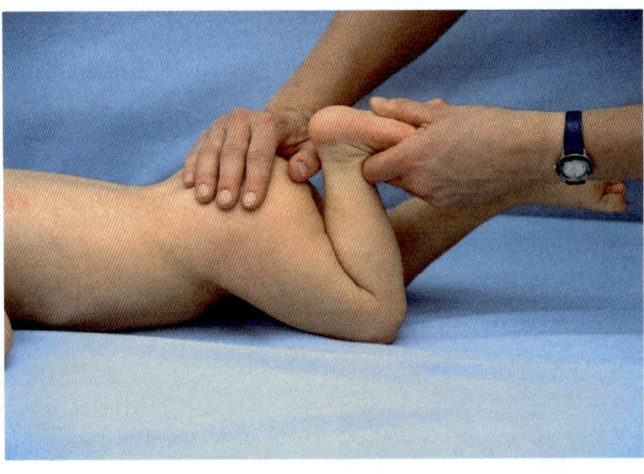

**Abb. 175:** ... mit der anderen Hand beugen Sie beide Unterschenkel nach oben.

Heben Sie nun die Füße so weit hoch, bis die Unterschenkel in den Kniegelenken einen rechten Winkel zu den Oberschenkeln bilden. Diese Bewegung sollte locker und leicht durchgeführt werden können, ohne dass sich der Po von der Unterlage abhebt.

### WARNHINWEIS:

Hebt sich bei dieser Unterschenkelbeugung der Po von der Unterlage ab, so ist es ein Alarmzeichen! Sie sollten dann unbedingt mit Ihrem Kinderarzt sprechen. Dies ist ein Zeichen einer Spastik.

## Beurteilung der Arme:

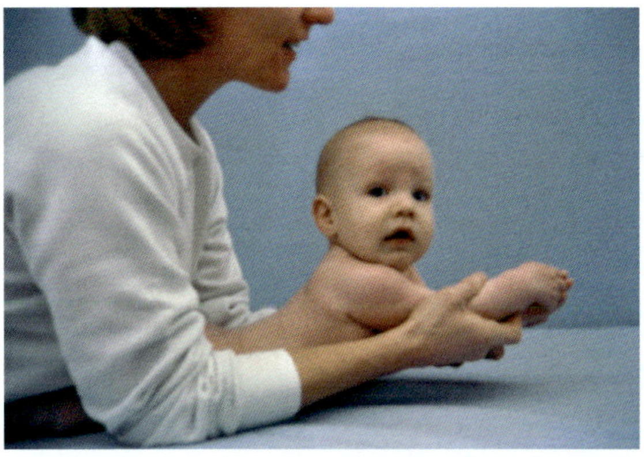

**Abb. 176:** Die richtige Armhaltung. Die Handinnenflächen sehen zueinander, die Daumen zeigen nach oben. Die Aufrichtung ist möglich.

Umfassen Sie beide Ellbogen des Kindes und strecken Sie seine Arme locker nach vorne. Die Handinnenflächen des Kindes sollen einander zugewandt sein, die Daumen zeigen nach oben. Nur in dieser Armhaltung kann sich Ihr Kind auf die Unterarme stützen und den Kopf heben.

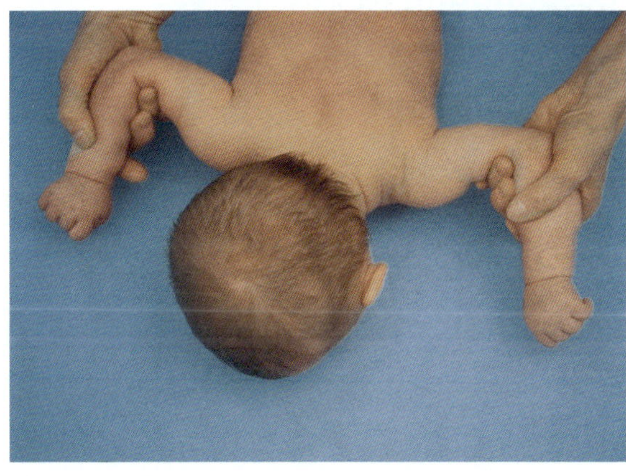

**Abb. 177:** Die falsche Armhaltung.

Die Handrücken sehen zueinander, die Daumen sind eingeschlagen. Die Aufrichtung ist nicht möglich.

### WARNHINWEIS:

**Sollte es Ihrem Kind schwerfallen, die Daumen nach oben zu halten, und sollte es große Schwierigkeiten mit der richtigen Armhaltung haben, dann sprechen Sie mit Ihrem Kinderarzt darüber.**

## Die normale Rückenlage Ihres Babys am Ende des 6., Anfang des 7. Monats

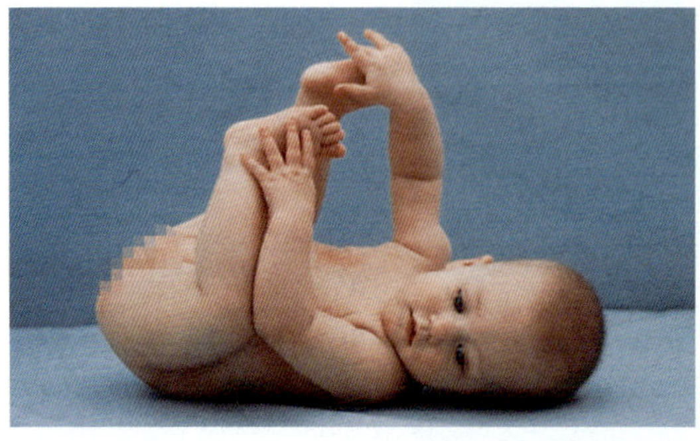

**Abb. 178:** Beachten Sie Auge-Hand-Mund-Fuß-Koordination.

Ihr Kind kann nun beide Füße in die Hände nehmen. Es schaut sich Hände und Füße an, spielt mit ihnen und steckt die Füße in den Mund.

Jetzt lernt Ihr Kind seine erste Fortbewegung, „das Drehen vom Rücken auf den Bauch“. Es bleibt nicht mehr auf dem Rücken liegen.

## Beurteilung der Beugespannung des Körpers:

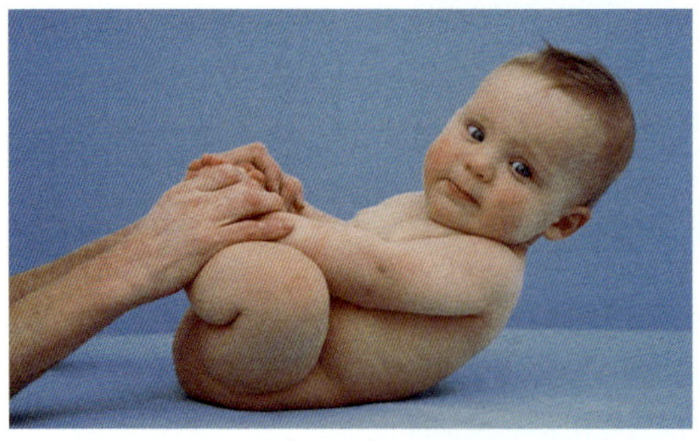

**Abb. 179:** Mit der Beugespannung des Körpers hebt das Kind den Kopf von der Unterlage ab.

Halten Sie die Unterarme und Unterschenkel Ihres Kindes mit Ihren Händen zusammen und ziehen sie diese nach unten zu sich heran. Die Beine des Kindes sollen dabei gebeugt am Körper bleiben. Die vorderen Muskelpartien des Rumpfes spannt sich an. Das Kind hebt seinen Kopf von der Unterlage ab und zieht seine Beine zu sich heran.

**WARNHINWEIS:**

Sollte der Kopf nach hinten fallen, dann zeigen Sie dies unbedingt Ihrem Kinderarzt.

## Die normale Bauchlage Ihres Babys am Ende des 6., Anfang des 7. Monats

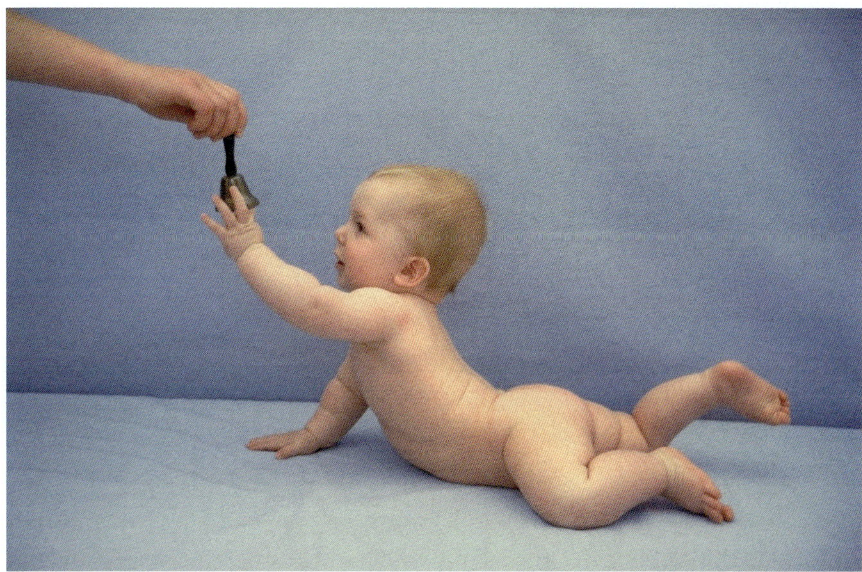

**Abb. 180:** Beachten Sie den Einzel-Handstütz.

Beachten Sie den Einzel-Handstütz mit aufliegendem Becken. Kopf, Brust, manchmal auch der Bauch und die Unterschenkel werden von der Unterlage abgehoben.

## Beurteilung der Hände:

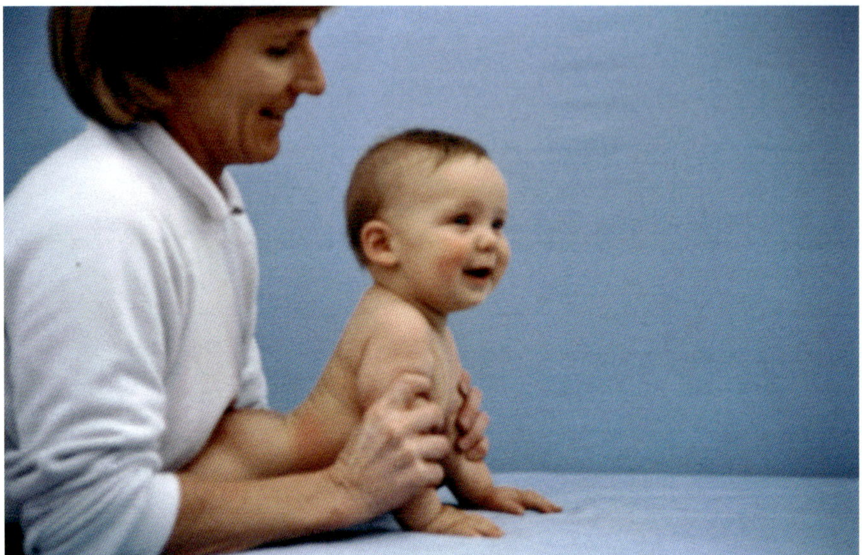

**Abb. 181:** Der „Ellbogen-Unterarm-Griff" zum Abstützen der gestreckten Arme. Das Becken und die abgespreizten Oberschenkel liegen dabei auf der Unterlage.

Umfassen sie nun mit Ihren Händen die gestreckten Ellbogen und Unterarme des Kindes. Halten Sie seine Arme so nach vorne gestreckt, dass es sich nur noch auf die Hände abstützt und die Hände vor den Schultern liegen. Der Po des Kindes soll dabei auf der Unterlage liegen bleiben.

### WARNHINWEIS:

Falls Ihr Kind die Hände ständig faustet oder die Hand im Handgelenk seitlich nach außen abgleitet, dann sprechen Sie mit Ihrem Kinderarzt.

## Die normale Bauchlage Ihres Kindes im 9.-10. Monat

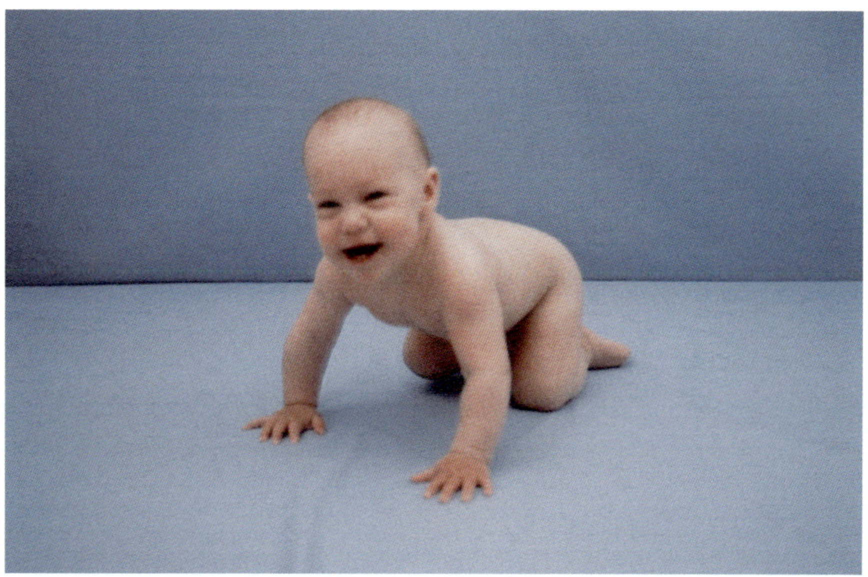

**Abb. 182:** Das Kind wippt jetzt auf Händen und Knien hin und her. Dabei verlagert es sein Gewicht gleichmäßig auf Arme und Beine.

Erst jetzt lernt Ihr Kind, sich alleine hinzusetzen. Dabei kommt es über den sog. „schrägen Sitz“ zum Krabbeln und über die Seite zum Seitsitz, und dann zum eigentlichen Sitzen, dem sog. Langsitz.

## Beurteilung des Sitzens:

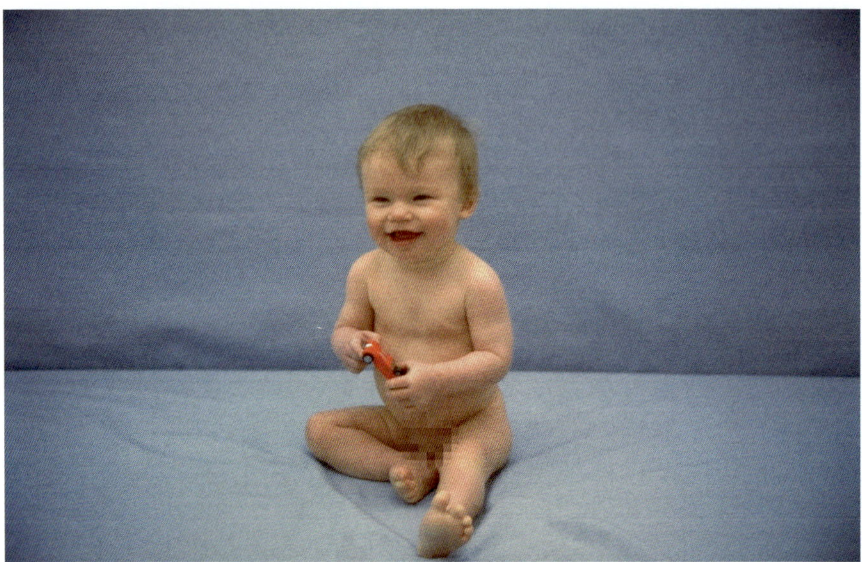

**Abb. 183:** Das Kind hat den sog. Langsitz über das Krabbeln selbst entdeckt. Jetzt darf es hingesetzt werden.

Früher wurde angenommen, dass ein Kind zwischen dem 6. und 7. Monat sitzen könne und viel hingesetzt werden soll. Dabei kann es sich zwar für ein paar Sekunden hingesetzt halten, aber es kommt noch nicht alleine zum Sitzen.

**WARNHINWEIS:**

Zu frühes Hinsetzen nützt nichts, es fördert sogar Haltungsfehler der Wirbelsäule.

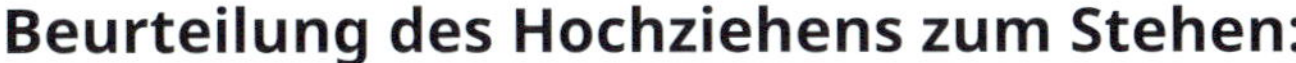

## Beurteilung des Hochziehens zum Stehen:

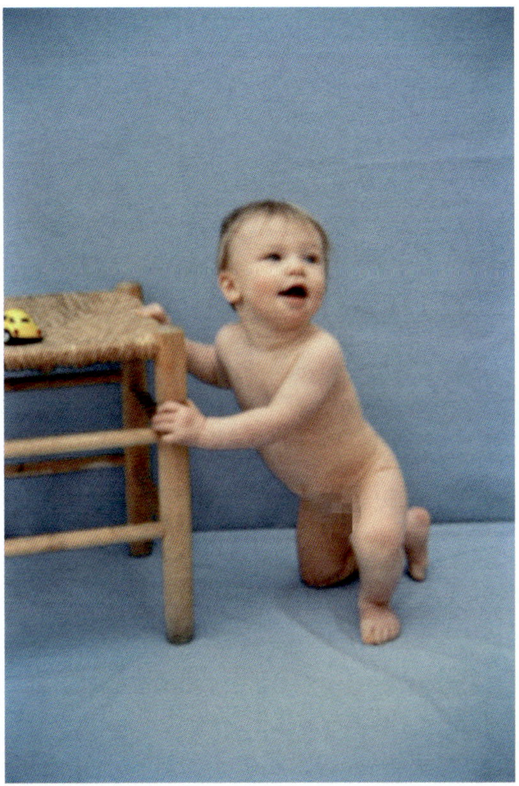

**Abb. 184:** Hochziehen an Gegenständen.

Das Kind stellt ein Bein vor und zieht das andere Bein nach. Das Kind krabbelt zu einem festen Gegenstand, wie z. B. zum Stuhl, und zieht sich mit den Armen hoch. Dabei stellt es ein Bein vor und kommt über den sog. Halbkniestand zum Stehen.

**WARNHINWEIS:**

Sollte Ihr Kind beim Hochziehen zum Stehen ständig beide Beine zusammen nachziehen, dann zeigen Sie dies Ihrem Kinderarzt.

## Die normale Entwicklung Ihres Kindes im 12.-16. Monat

### Spielen in der Hocke:

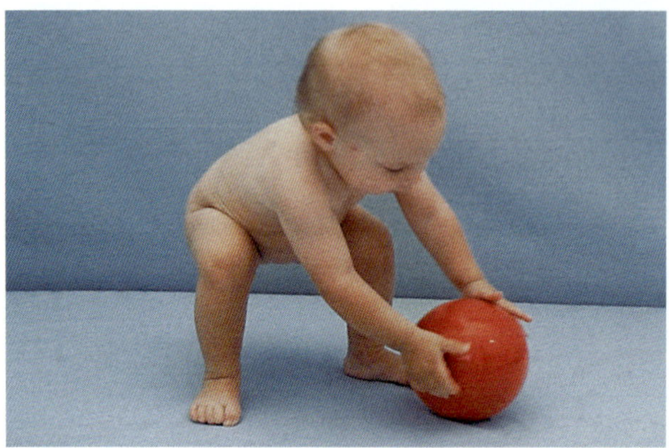

**Abb. 185:** Die Hocke.

In dieser Haltung spielt das Kind häufig über längere Zeit. Die Hocke ist für das Alter von 12- 16 Monaten typisch und sollte als „Standvorbereitung" möglichst von allen Kindern eingenommen werden. Kinder, die nicht gerne in der Hocke spielen, haben oft nicht die Beinbeweglichkeit, die sie zum Laufen benötigen.

**WARNHINWEIS:**

Wenn das Kind schon die ersten selbstständigen Schritte macht und nicht kurzfristig in der Hocke spielt, dann sprechen Sie mit Ihrem Kinderarzt.

### Beurteilung des Standes:

Damit Ihr Kind länger freistehen kann, muss es lernen, die Körperbalance zu halten. Dieses Ausbalancieren kann man an den Füßen beobachten.

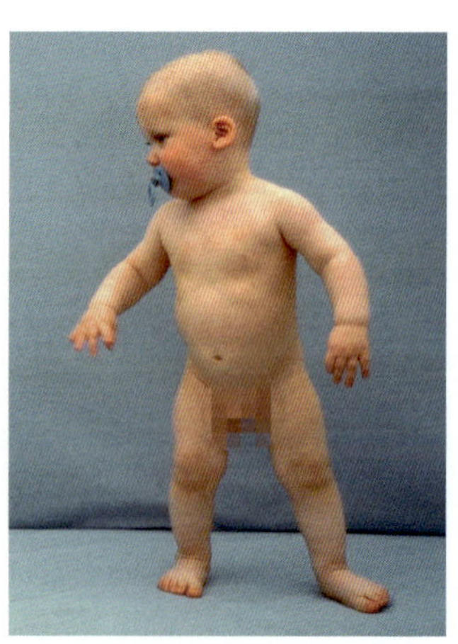

**Abb. 186:** Der Stand.

## Beurteilung der Gleichgewichtsreaktionen der Füße

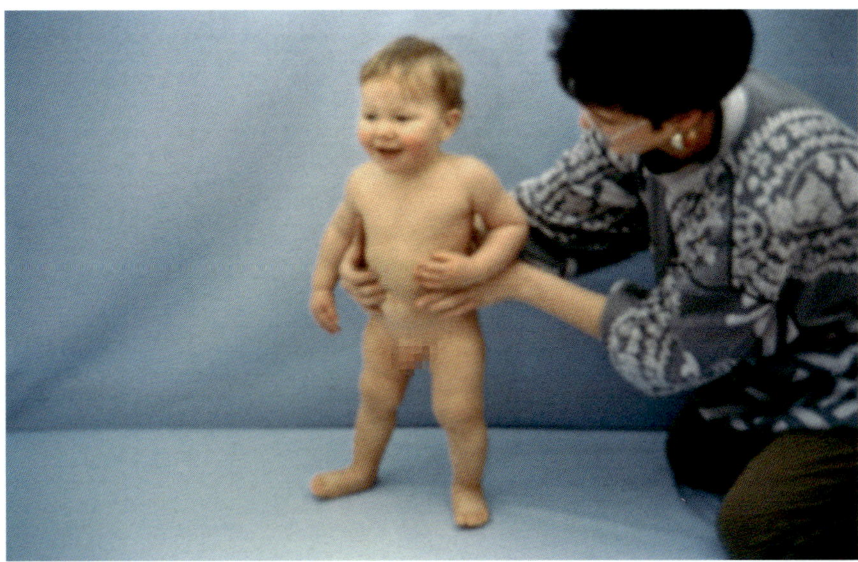

**Abb. 187:** Hebt den Vorfuß ab.

Das Kind steht mit dem Rücken breitbeinig vor Ihnen. Wenn Sie jetzt mit Ihren Händen das Gewicht des Kindes an seinen Hüften nach hinten verlagern, dann zeigt sich an den Füßen folgende Reaktion: Das Kind hebt sofort seine Zehen und Vorderfüße von der Unterlage ab, es belastet nur noch die Fersen.

**WARNHINWEIS:**

Sollte das Kind bei der Gewichtsverlagerung nach hinten die Vorderfüße nicht von der Unterlage abheben und sollte es im Rumpfbereich unsicher werden oder sogar zittern, dann sprechen Sie mit dem Kinderarzt.

# Muss Sitzen geübt werden

Sie kennen sicherlich Kinder, die schon mit sechs Monaten sitzen, dies mit neun Monaten perfekt können, sich aber auf dem Boden nicht drehen oder vorwärts robben, aber auf dem Po vorwärts rutschen. Genauso gibt es aber auch Kinder, die sich drehen und robben, aber noch nicht sitzen und deshalb zur Therapie geschickt werden. In den letzten Jahren wird als Grenzstein für das Erreichen des Sitzens sechs bis spätestens neun Monate angegeben. An drei Kindern aus der Praxis wird gezeigt, dass diese Beurteilung bei der Entscheidung für eine therapeutische Intervention nicht als Maßstab dienen sollte.

## 1. Fallbeispiel – Johanna

### Bewegungsverhalten durch Einflussnahme der Umwelt

Zur Untersuchung wurde Johanna von der Mutter im Sitzen ausgezogen, sie ist elf Monate alt. Auf die Frage, wie sich das Kind hinsetzt, erklärte die Mutter, Johanna werde an den Händen hochgezogen und könne schon seit dem sechsten Monat sitzen (Abb. 1a). Die Mutter berichtete, dass das Mädchen nicht gerne auf dem Boden liegt.

Um die Bewegungsabläufe zu beurteilen, wurde Johanna zur Untersuchung auf den Rücken gelegt. Dort beugte sie die Beine und ergriff mit den Händen ihre Füße (Abb. 1b). Dieses Bewegungsverhalten zeigen 90 Prozent von 1.000 beobachteten Säuglingen mit sechs Monaten (MFED). Nach einigen Minuten quengelte Johanna in Rückenlage und hob den Kopf von der Unterlage (Abb. 1c), sie wollte zum Sitzen hochgezogen werden. Als sie zur Beobachtung auf den Bauch gelegt wurde, ging Johanna in den Hand-Becken-Stütz (Abb. 1d). Auch dieses Bewegungsverhalten zeigen

**Johanna konnte sitzen, ihr Bewegungsverhalten war jedoch deutlich beeinflusst durch die Umwelt**

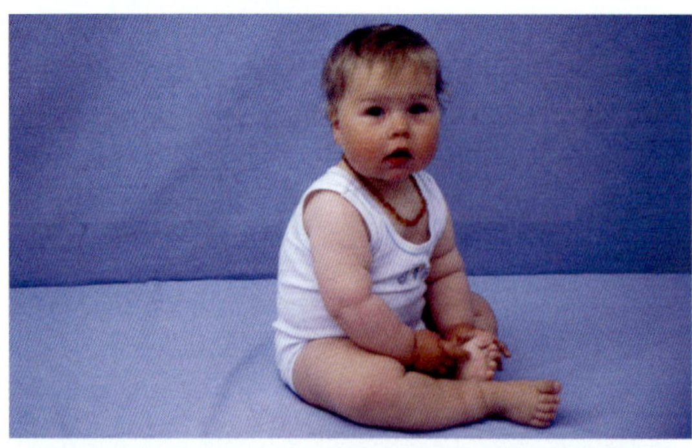

**Abb. 1a:** Perfekter Sitz.

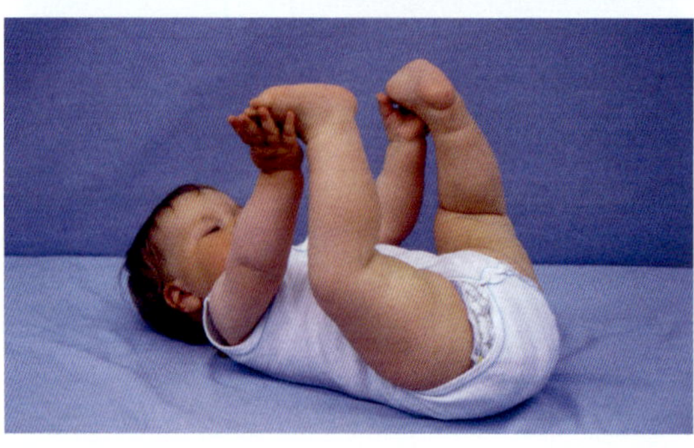

**Abb. 1b:** Greift in Rückenlage nach den Füßen.

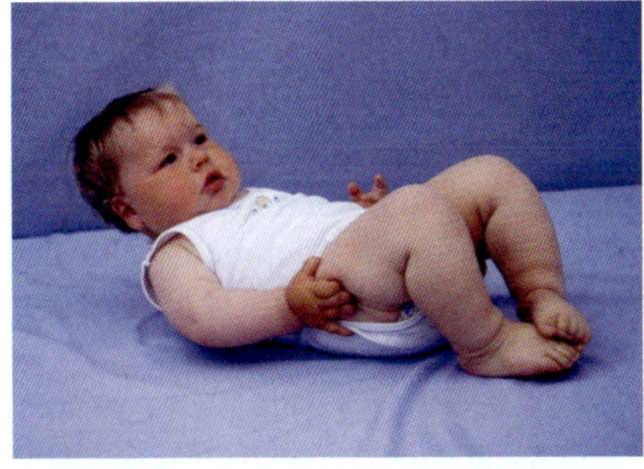

**Abb. 1c:** Möchte zum Sitzen hochgezogen werden.

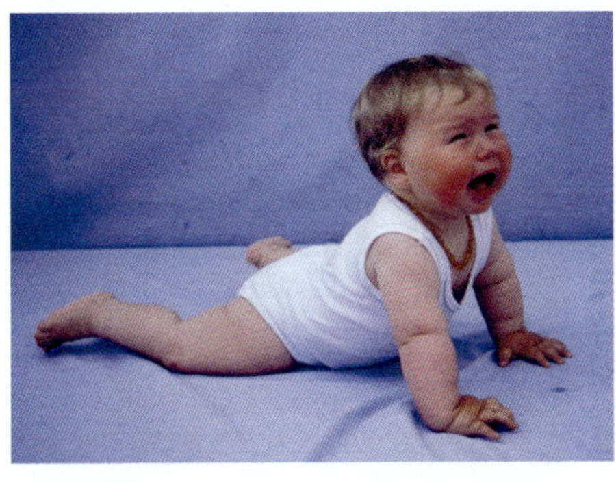

**Abb. 1d:** In Bauchlage fängt sie schon nach wenigen Minuten an zu weinen und möchte in den Sitz.

90 Prozent von 1.000 beobachteten Säuglingen mit sechseinhalb Monaten (MFED). Schon nach kurzer Zeit weinte Johanna und die Mutter meinte, ihre Tochter würde jetzt gerne wieder sitzen. Auf die Frage, wie Johanna denn in den Sitz gelangt, erklärte die Mutter, dass sie dies nicht alleine kann. Sie sagte, Johanna könne sich an den Händen hochziehen und werde zu Hause, sowie auch bei der Oma, hingesetzt.

Johanna zeigte auf dem Bauch und auf dem Rücken das normale Bewegungsverhalten eines sechseinhalb Monate alten Säuglings. Eine Drehung von Rücken auf dem Bauch oder umgekehrt war nicht möglich, sie konnte nicht robben oder alleine zum Sitzen hochkommen, aber sie konnte zeitlich unbeschränkt sitzen. Sie ist bewegungsmäßig fast halb so alt, wie sie kalendarisch ist.

Die Mutter erhielt daher die Information, dass ihr Säugling sich in der Bewegung normal verhält und nur zeitlich zurück ist. Vor einer Behandlung sollte erst einmal versucht werden, das Kind nicht mehr hinzusetzen, damit Johanna die nächsten Entwicklungsschritte selbst entdecken kann. Sobald das Kind ohne Protest auf dem Boden liegt, solle sie wieder ihr Kind vorstellen, um zu sehen, ob eine Auffälligkeit im Rumpf oder in den Bewegungsabläufen zu sehen sei.

## Weiterer Verlauf

Zwei Wochen später lag Johanna friedlich auf dem Bauch, spielte (Abb. 2a) und drehte sich um die eigene Körperachse (Abb. 2b). Nach drei Wochen drehte sich das Kind vom Rücken auf den Bauch und umgekehrt (Abb. 2c), aber sie setzte sich nicht hin und verlangte auch nicht mehr danach. Interessante Spielsachen erforschte sie in Rückenlage (Abb. 2d). Bewegungsmäßig ist sie nun acht Monate alt. Die Mutter berichtete, dass es anfangs nicht leicht war, Johanna auf dem Boden zu lassen, da sie immer wieder vehement danach verlangte, hingesetzt zu werden. Mit der Zeit wurde das Mädchen jedoch zunehmend friedlicher und beweglicher. Die Mutter befürchtete, dass Johanna das Sitzen verlernen könne.

**Johannas Bewegungsverhalten veränderte sich schnell**

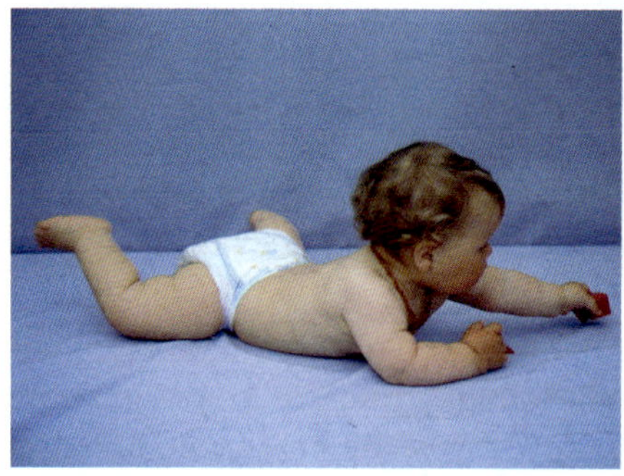

**Abb. 2a:** Spielt gerne in Bauchlage.

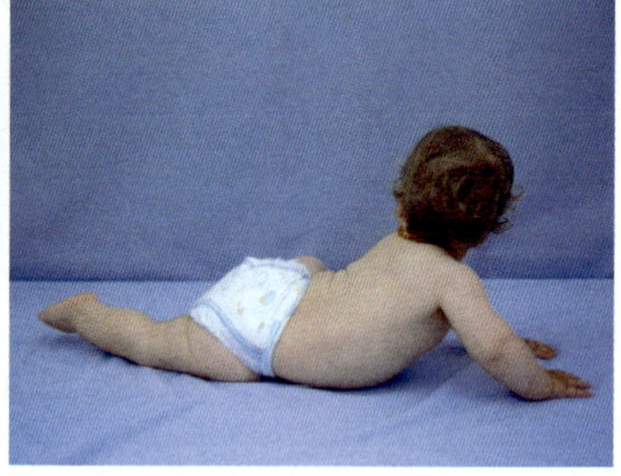

**Abb. 2b:** Drehung um die eigene Körperachse.

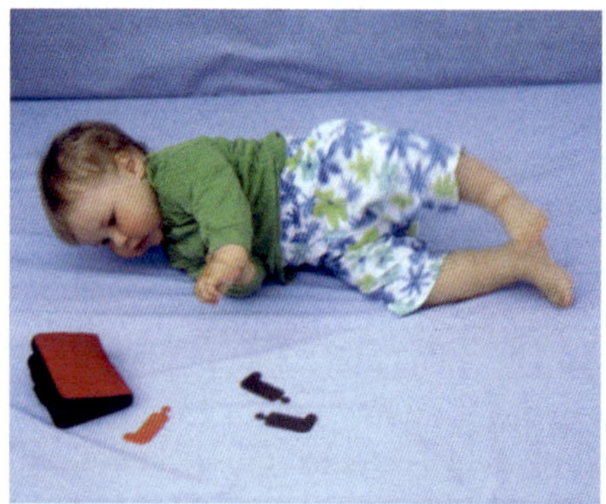

**Abb. 2c:** Drehung vom Rücken auf den Bauch und zurück.

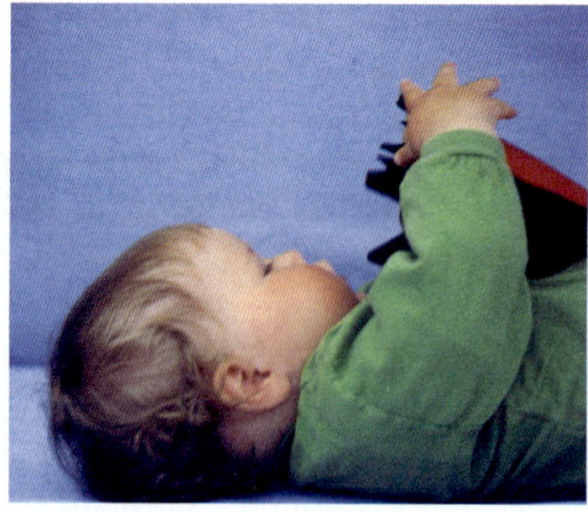

**Abb. 2d:** Gegenstände werden in Rückenlage untersucht.

Nur sechs Wochen später krabbelte Johanna spontan (Abb. 3a), zog sich am Stuhl festhaltend in den Kniestand (Abb. 3b), kam über den Halbkniestand (Abb. 3c) zum Stehen hoch (Abb. 3d) und ging seitlich an Gegenständen. Mit 16 Monaten lief Johanna frei, ohne je an den Händen geführt worden zu sein (Abb. 3e).

Sie setzte sich dann auch über den Vierfüßlerstand selbstständig hin. Die Mutter berichtete, dass sich Johanna kaum noch hinsetzte, sondern nur noch krabbelte, auf dem Bauch spielte und sich viel bewegte.

**Mit 16 Monaten konnte Johanna frei gehen**

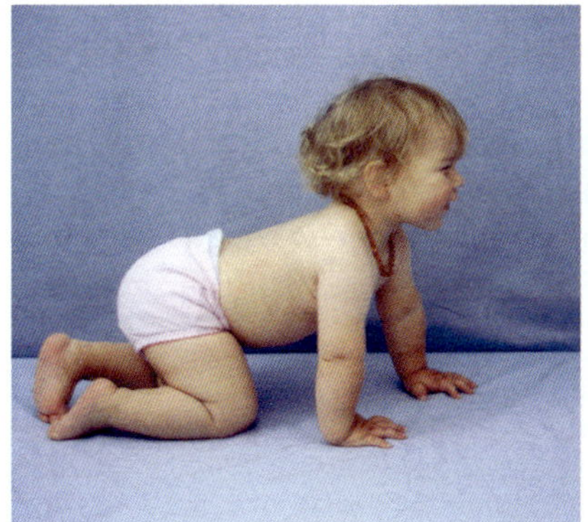

**Abb. 3a:** Krabbeln.

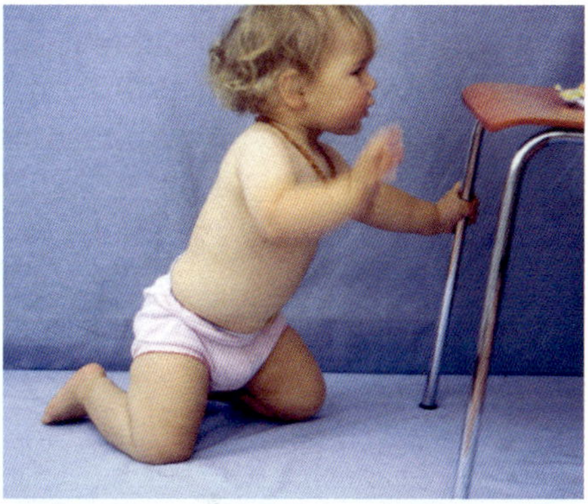

**Abb. 3b:** Kniestand.

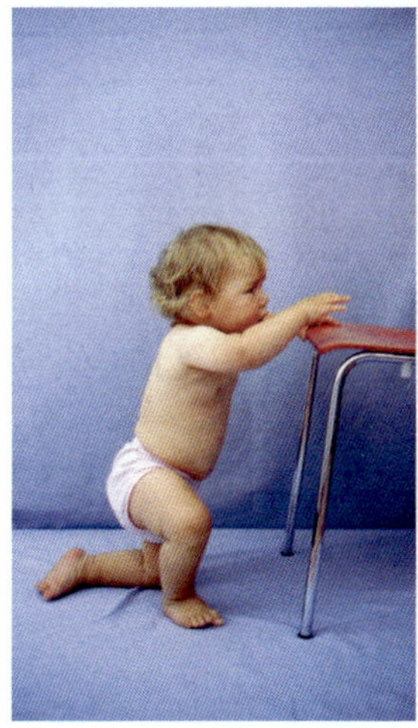

**Abb. 3c:** Halbkniestand.

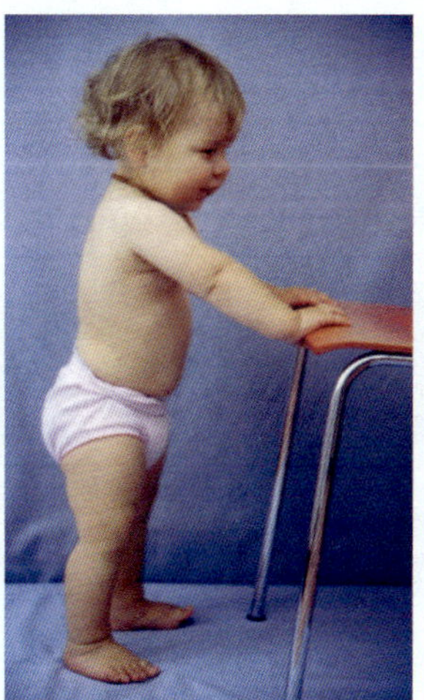

**Abb. 3d:** Hochziehen in den Stand.

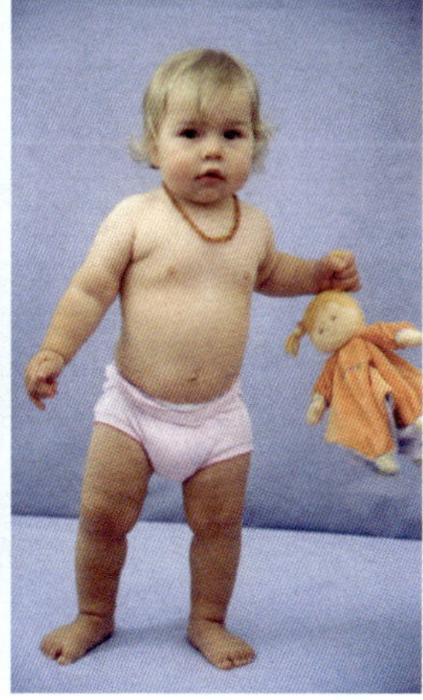

**Abb. 3e:** Freies Laufen.

## 2. Fallbeispiel – Samuel

### Bewegungsverhalten ohne Einflussnahme der Umwelt

Samuel wurde wegen Hypotonie (Abb. 4a) und der Unfähigkeit zu sitzen (Abb. 4b) zur physiotherapeutischen Behandlung überwiesen, er ist elf Monate alt. Samuel drehte sich sofort vom Rücken auf den Bauch über beide Seiten. Er spielte gerne in Bauchlage und verlagerte dabei das Körpergewicht zur Seite, um Klötze aus dem Korb zu holen (Abb. 4c). Samuel drehte sich um die eigene Körperachse, blieb dabei aber nur auf den Ellenbogen (Abb. 4d).

Er ging aber, nachdem der Korb weggezogen wurde, in den Hand-Becken-Stütz (Abb. 4e) und robbte vorwärts (Abb. 4f). Die Rückenlage nahm er nur ein, um Spielsachen konzentriert zu betrachten. Die Mutter achtete sehr darauf, das Kind nicht hinzusetzen und hatte die Vorstellung, dass Samuel sich am besten eigenverantwortlich entwickeln würde. Das Sitzen hielt die Mutter für unwichtig, denn beide Elternteile waren selbst nicht vor dem 18. Lebensmonat zum Laufen gekommen.

**Samuel mit 11 Monaten**

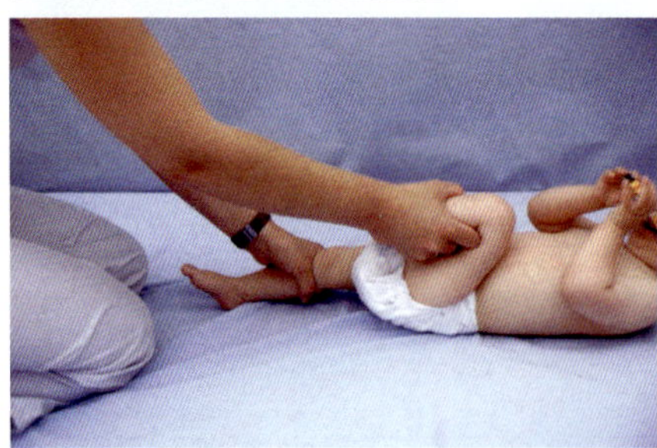

**Abb. 4a:** Klinische Tonusprüfung.

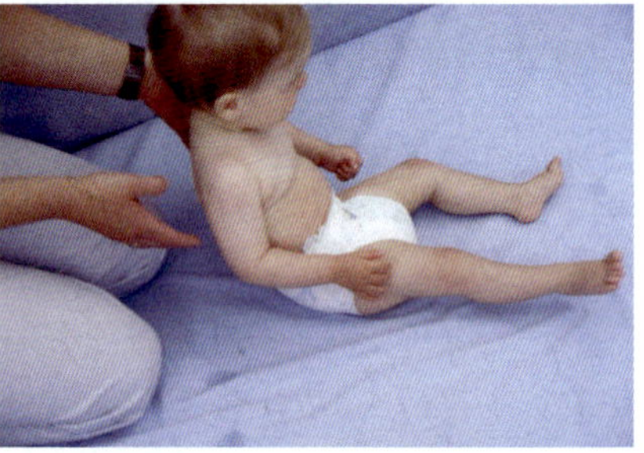

**Abb. 4b:** Kann nicht sitzen.

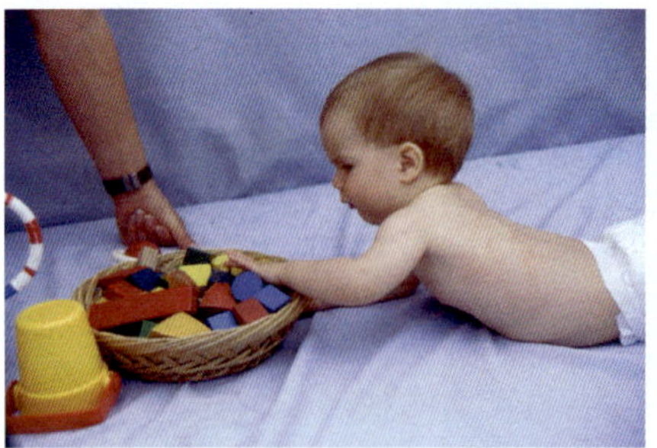

**Abb. 4c:** Spielt zufrieden.

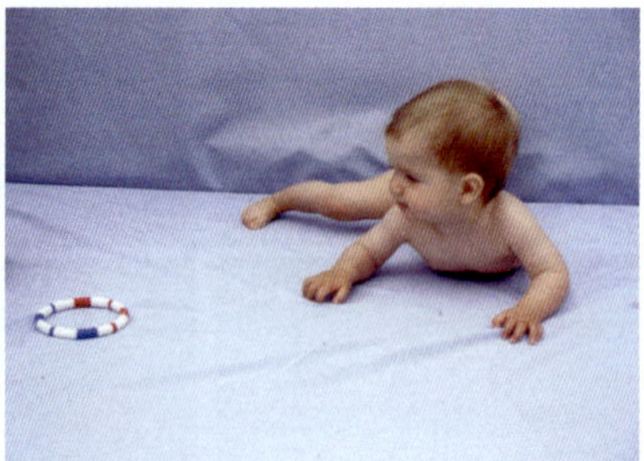

**Abb. 4d:** Dreht sich um die eigene Körperachse.

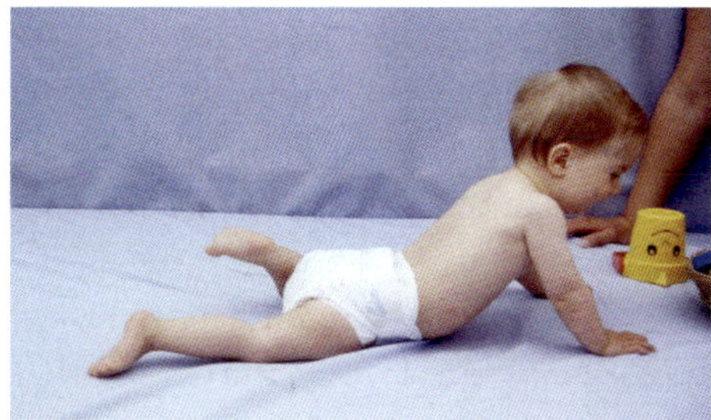

**Abb. 4e:** Geht in den Hand-Becken-Stütz.

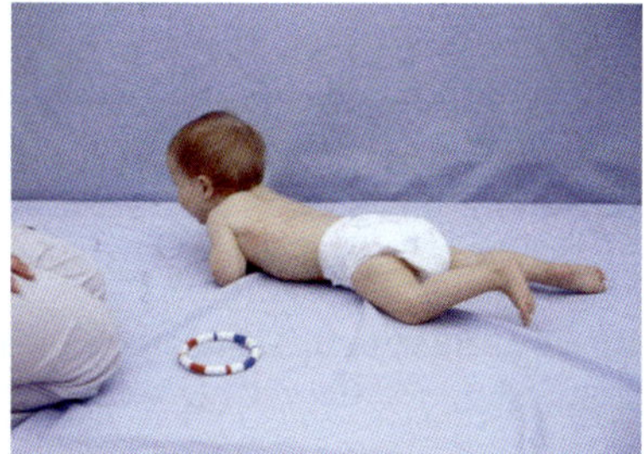

**Abb. 4f:** Robbt vorwärts.

Da das Bewegungsverhalten Samuels nach der Münchner-Funktionellen Entwicklungsdiagnostik dem eines neuneinhalb Monate alten Säuglings entsprach, erhielt die Mutter den Rat, das Kind sich weiterhin auf dem Boden entwickeln zu lassen, denn über die Bewegung in Bauchlage konnte die Muskulatur am besten gekräftigt werden. Bei einem neuen Entwicklungsschritt sollte sie anrufen, um die weiteren Erfolge dokumentieren zu können.

## Weiterer Verlauf

Nach zwei Monaten kam Samuel in den Vierfüßlerstand (Abb. 5a), wie dies in der Münchner Funktionellen Entwicklungsdiagnostik mit zehn Monaten beschrieben wird. Zudem hielt er sich stabil in der Seitenlage (Abb. 5b), das entspricht einem Alter von acht Monaten und wird in der Münchner Funktionellen Entwicklungsdiagnostik als Vorübung zum Aufsitzen angesehen. Samuel lernte mit 15 Monaten koordiniert zu krabbeln (Abb. 6a), kam in den Kniestand (Abb. 6b) und schob sich vom Vierfüßlerstand über den Seitsitz zum Sitzen (Abb. 6c). Er saß mit geradem

**Bewegungsverhalten mit 13 Monaten**

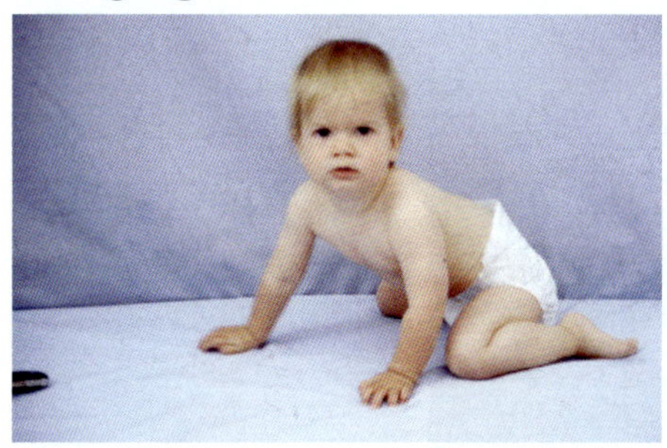

**Abb. 5a:** Kommt in den Vierfüßlerstand.

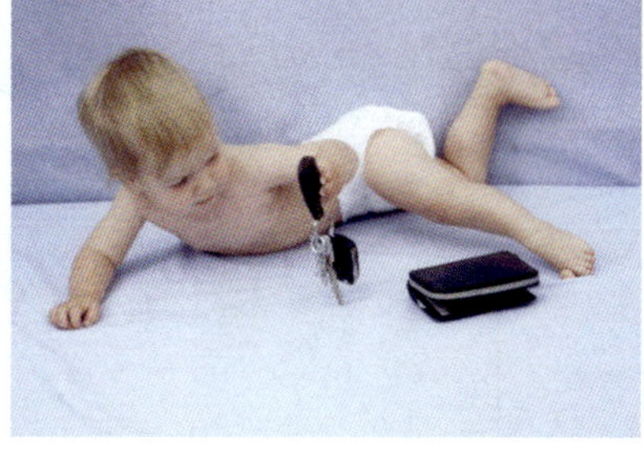

**Abb. 5b:** Hält sich in der liegenden Gartenzwerghaltung.

Rücken, blieb aber nur kurz auf der Stelle. Mit einem Jahr und acht Monaten stellte sich Samuel über den Halbkniestand auf (Abb. 7a) und ging seitwärts an Gegenständen (Abb. 7b). Nur einen Monat später stand er frei und lief die ersten Schritte (Abb. 7c).

**Bewegungsverhalten mit 15 Monaten**

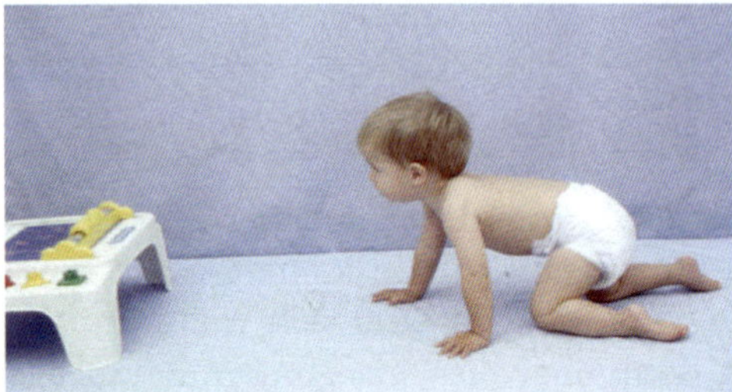

**Abb. 6a:** Krabbeln.

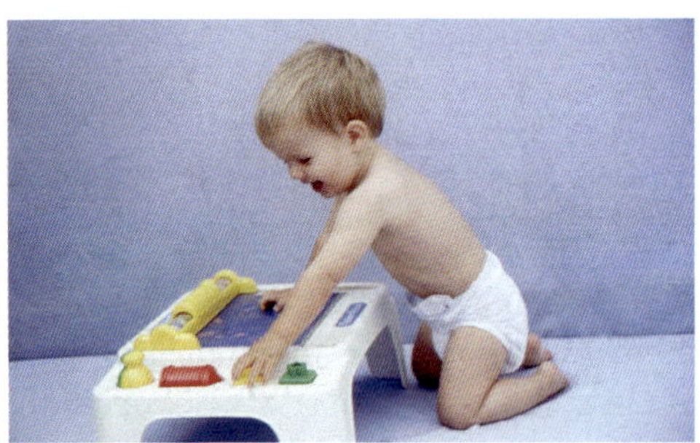

**Abb. 6b:** Kniestand.

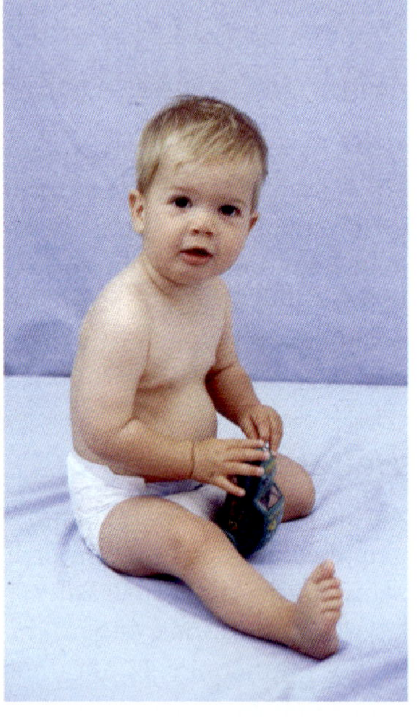

**Abb. 6c:** Setzt sich alleine hin.

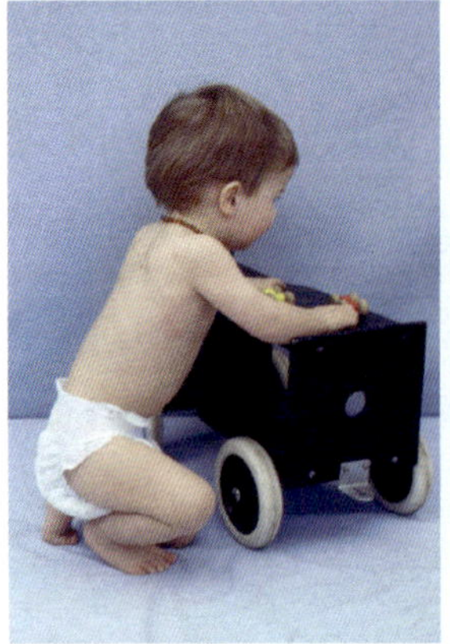

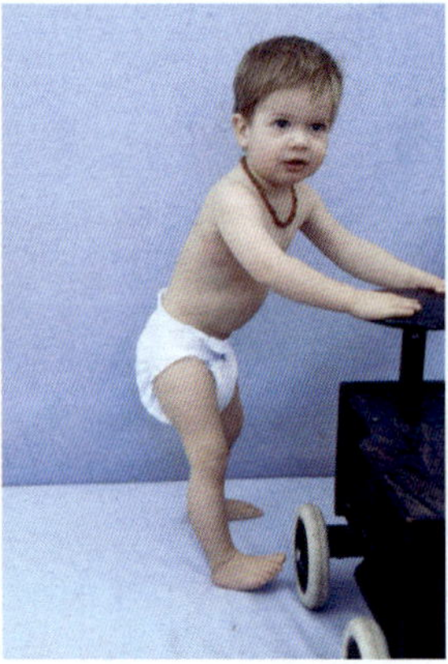

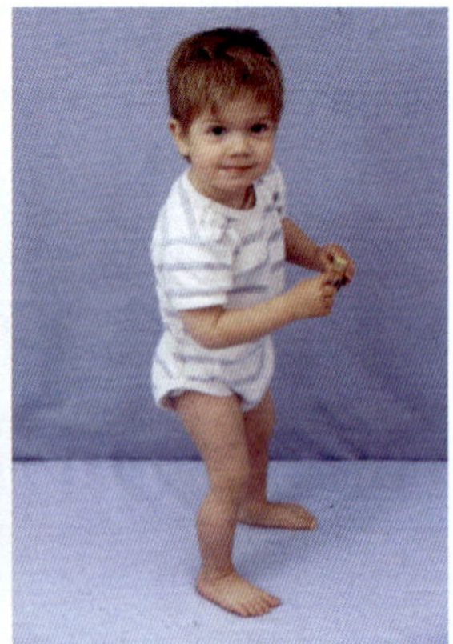

**Abb. 7a-c:** Entwicklung bis zum Stand.

## 3. Fallbeispiel – Philipp

Philipp wurde mit 12 Monaten zur physiotherapeutischen Behandlung überwiesen, da er hypoton sei und noch nicht sitzen könne. Die Mutter war sehr verunsichert, denn ihr war bis zu diesem Zeitpunkt nichts Negatives aufgefallen. Ihr Sohn würde sich noch nicht hinsetzen und sitzen, ansonsten sei er beweglich, zufrieden und würde den ganzen Tag auf dem Boden spielen. Der Kinderarzt aber meinte, er müsse mit neun Monaten sitzen, dabei orientierte er sich an den Griffith-Tabellen *(Brandt)* und bezog sich auf die Grenzstein-Theorie des Sitzens *(Michachelis/Niemann).*

Zur Untersuchung in der physiotherapeutischen Praxis wurde Philipp auf dem Rücken ausgezogen. Dabei beugte er beide Beine, lag symmetrisch, hielt die Beine gebeugt, abgespreizt, nach außen gedreht und nahm die Füße auch immer wieder in den Mund (Abb. 8a). Dieses Bewegungsverhalten zeigen 90 % von 1.000 beobachteten Säuglingen mit sechs bis sieben Monaten (MFED).

**Im Alter von 12 Monaten**

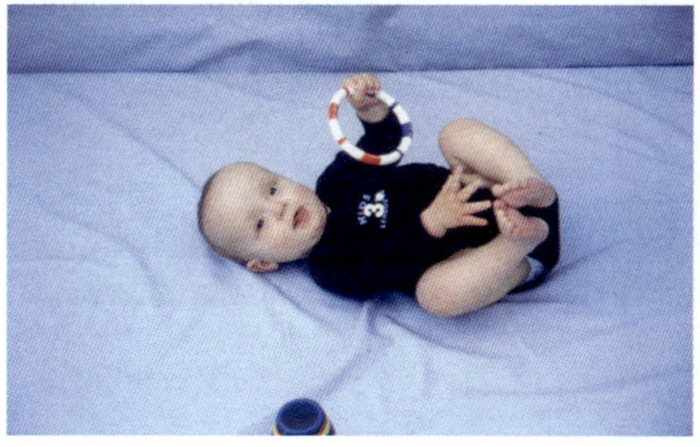

**Abb. 8a:** Beide Beine sind gebeugt.

Nach einigen Minuten drehte sich Philipp auf den Bauch (Abb. 8b), dann um seine eigene Körperachse, bis er stabil auf der Seite lag (Abb. 8c). Dies entspricht einem Bewegungsverhalten eines acht bis neun Monate alten Säuglings.

Die Mutter meinte, er würde sich an ihren Beinen hochziehen und über ihre Beine rob-

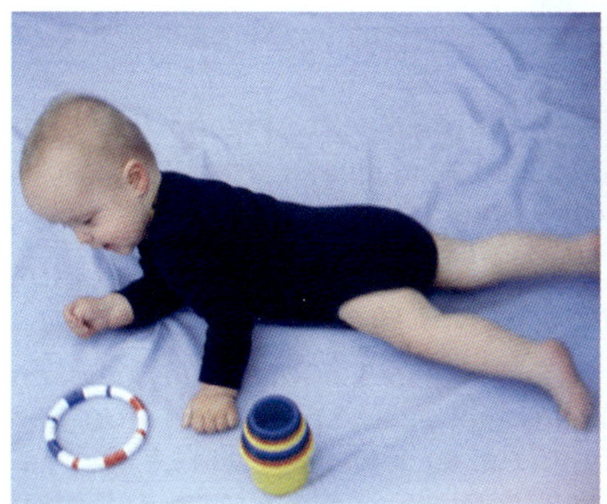

**Abb. 8b:** Drehen in die Bauchlage.

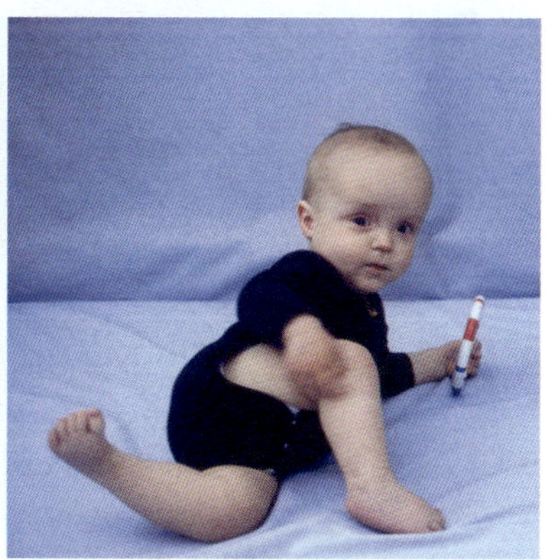

**Abb. 8c:** Stabile Seitenlage.

ben (Abb. 8d, e, f). Sie sei mit der Entwicklung zufrieden. Philipp zeigte in der Praxis prompt dieses Bewegungsverhalten. Er zeigte alle Bewegungsabläufe harmonisch und symmetrisch zu beiden Seiten und ist in seiner Entwicklung wie ein acht oder neun Monate alter Säugling zu bewerten (*Pikler*; *Vojta*; *Ambühl-Stamm*)

Da Philipp keinerlei pathologische Bewegungsmuster zeigte und seine Entwicklung der eines 8/9 Monate alten normalen Säuglings entsprach, wurde der Mutter geraten, das Kind sich weiterhin auf dem Boden entwickeln zu lassen, es nicht hinzusetzen, denn so würde die hypotone Rumpfmuskulatur am besten gekräftigt werden. Bei einem neuen Entwicklungsschritt solle sie anrufen, damit die weiteren Entwicklungsschritte dokumentiert werden könnten.

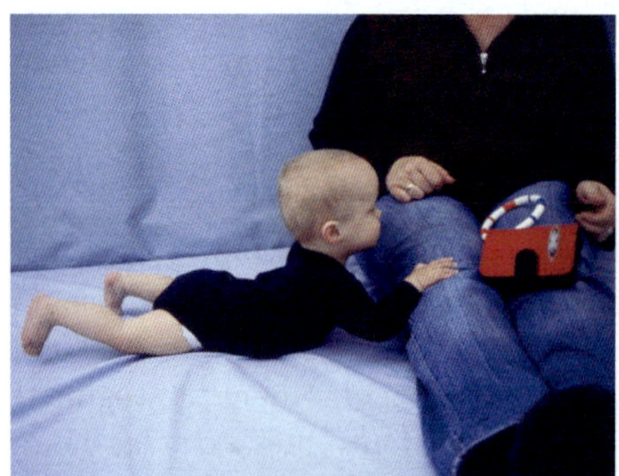

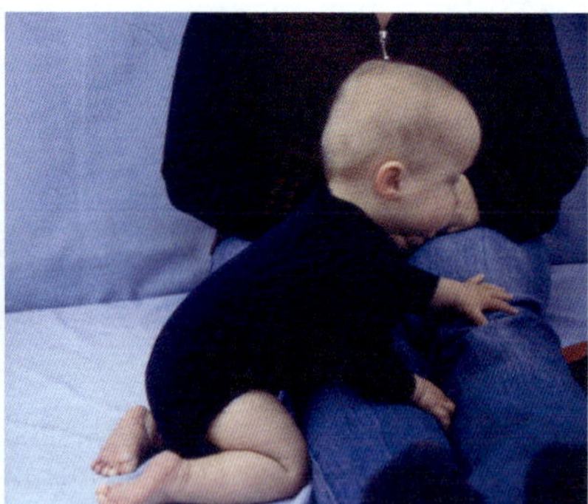

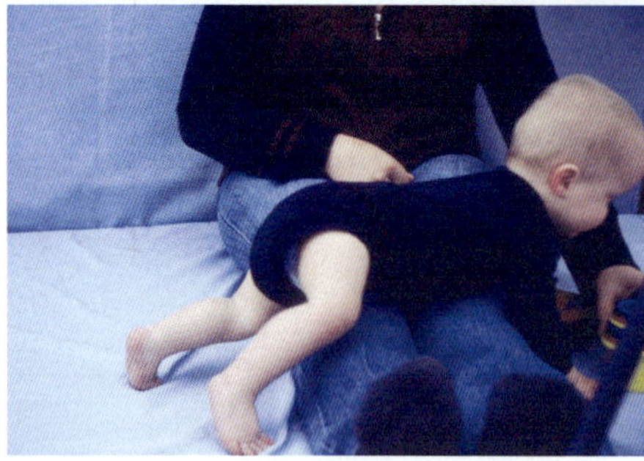

**Abb. 8d, e, f.:** Philipp zieht sich an den Beinen der Mutter hoch und robbt über ihre Beine

## Motorische Entwicklung mit 14 Monaten

Zwei Monate später zog sich Philipp zuerst in den Kniestand und dann über den Halbkniestand in den Stand, aber er krabbelte noch nicht und setzte sich noch nicht hin (Abb. 9. Abb. 10). Auch Pikler beschrieb das Phänomen, dass bei 10 % der Kinder das Aufstehen vor dem sich Aufsetzen kommt.

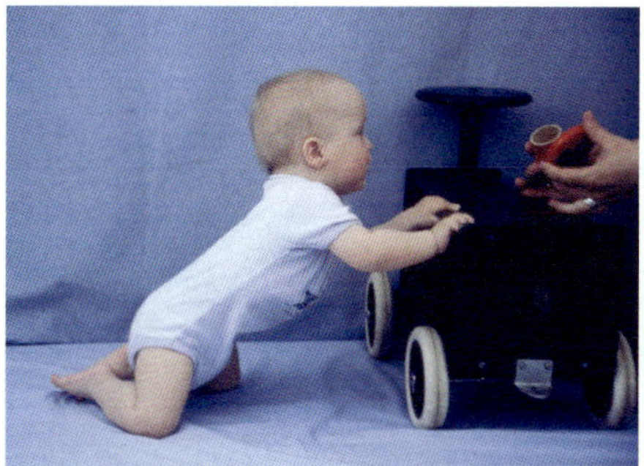

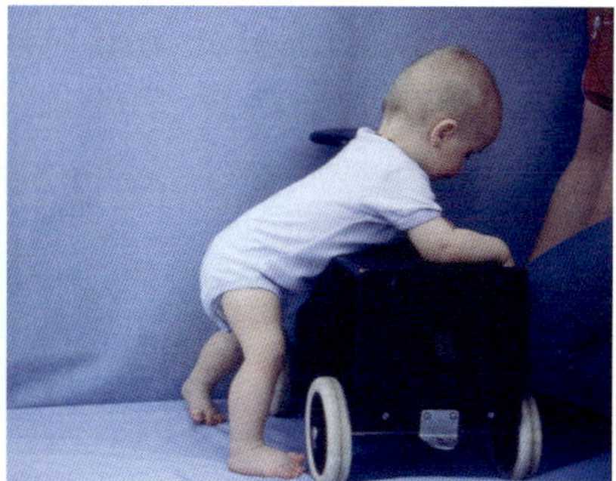

**Abb. 9 u. 10:** 14 Monate: Philipp geht in den Kniestand und stellt sich hin, bevor er sich hinsetzt.

## Motorische Entwicklung mit 16 Monaten

Philipp lernte mit 16 Monaten koordiniertes Krabbeln und schob sich vom Vierfüßlerstand über die Seite zum Sitzen. Er saß mit geradem Rücken, aber nur kurz auf der Stelle, er wollte nicht sitzen, sondern lieber krabbeln und auf dem Bauch liegend spielen (Abb. 11. 12. 13).

**16 Monate:**

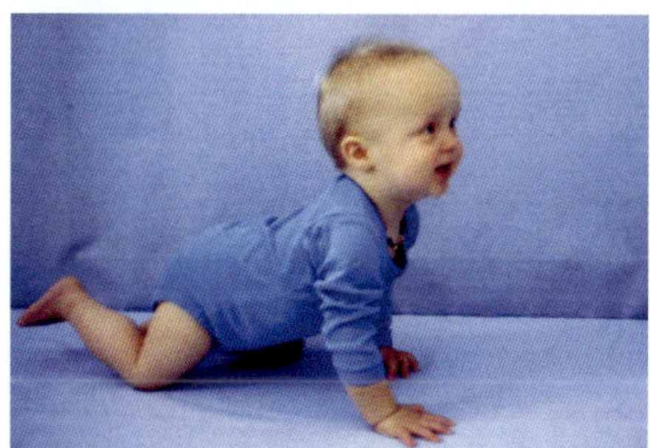

**Abb. 11:** Der Junge krabbelt ...

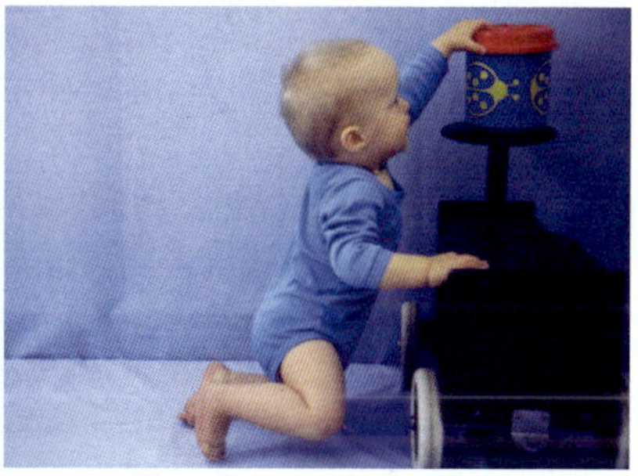

**Abb. 12:** ... stellt ...

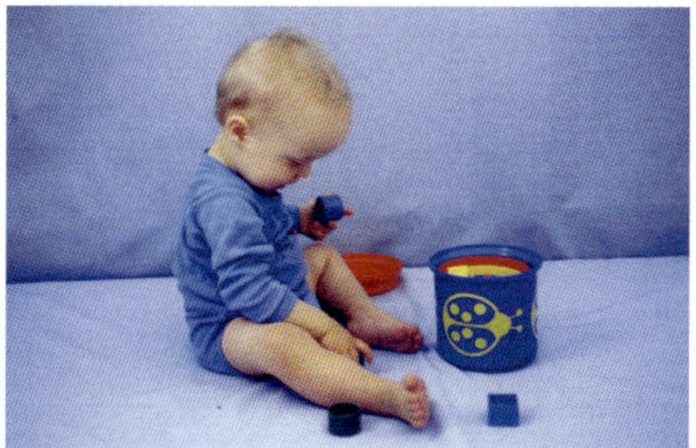

**Abb. 13:** ... und setzt sich hin.

## Stehen und Laufen mit 19 Monaten

Mit 19 Monaten stand Philipp frei und lief die ersten Schritte (Abb. 14). Während dieser Entwicklungszeit wurden ein EEG und eine Sonographie des Schädels gemacht, dies ist den folgenden Arztberichten zu entnehmen.

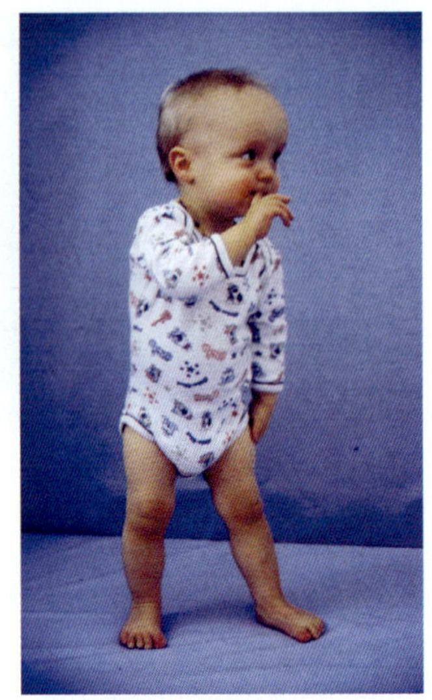

**Abb. 14:** 19 Monate: Philipp steht und läuft frei.

## Arztberichte

Bei der U 6 fiel eine motorische Entwicklungsverzögerung auf. Die Schwangerschaft war unauffällig, Philipp wurde nach der 36 SSW mit 2.200 g geboren.

EEG mit 13 Monaten: Wachableitung mit einer altersentsprechenden Grundtätigkeit, kein Herd, keine Entladungen. Deutliche Vigilanz-Schwankungen. Befund Sonographie Schädel: Mittelständige Hirnstrukturen, zarte Seitenventrikel mit Betonung des linken Ventrikels. Kein Hinweis auf intrazerebrale Läsionen, unauffällige Darstellung von Balken und hinterer Schädelgrube. Normale Weite der äußeren Liquorräume. Korrigiert 11,5 Monate Alter, mental wach wirkender Junge mit zartem EZ und gutem AZ. Muskeleigenreflexe seitengleich lebhaft auslösbar.

Philipp war nach der Grenzstein-Theorie höchst auffällig gewesen, da er mit neun Monaten, auch mit 12 Monaten noch nicht saß und sich erst mit 16 Monaten hinsetzte. Durch die Eigenbewegung auf dem Boden, in Seitenlage, das Robben und Krabbeln stabilisierte er seinen Rumpf optimal, benötigte jedoch nach der Grenzstein-Theorie fast doppelt so lang wie andere Kinder, bevor er sich selbst hinsetzte.

## Wissenswertes zu Tragevorrichtungen in den ersten Monaten bei Neugeborenen und Kleinkindern

### Folgendes dazu

Die Verhaltensbiologen Bernhard Hassenstein und Evelin Kirklionis bezeichnen den Säugling als Tragling, da wir Nachkommen der Affen seien – der Greifreflex sei ein Indiz dafür. Auch Kängurus werden aus dem Tierreich als Beispiel verwendet.

Bei den Naturvölkern beobachtet, empfiehlt Kirklionis das Tragetuch. Hebammen geben diese Empfehlung an Eltern weiter. Es wird mit der Nähe zur Mutter, Förderung der kognitiven und emotionalen Entwicklung argumentiert. Die Bewegungen des Erwachsenen würden den Säugling zusätzlich stimulieren. Dadurch ermutigt werden Säuglinge beim Kochen, Staubsaugen, Einkaufen, bei all den täglichen Aktivitäten herumgetragen. Die Mütter trauen sich die Babys nicht mehr auf den Boden zu legen.

Betrachtet man den Umgang der Naturvölker mit den Tragevorrichtungen, so stellt man fest, dass es dort unterschiedliche Trageweisen gibt. In Bolivien z. B. werden die Kinder auch noch mit 2 Jahren in den Tüchern getragen. Kleine Säuglinge werden im Tragetuch liegend transportiert.

### Nachteile der Tragetücher

Ein Affe und ein Känguru benötigen kein Tragetuch. Das Junge hält sich eigenständig an der Affenmutter oder springt eigenständig aus dem Kängurusack. Dies kann der Säugling nicht. Der Affe und das Känguru durchlaufen keine eigene Bewegungsentwicklung, wie dies der Säugling vollzieht. Der Affe und das Känguru können sofort laufen, diese Tiere sind „bewegungsmäßig sofort ausgewachsen". Zudem gehen diese Tiere nicht auf zwei Beinen, sie haben keinen aufrechten Gang.

Das Neugeborene kann in Rückenlage noch nicht stabil und symmetrisch liegen. Es richtet sich noch nicht in Bauchlage auf und hebt den Kopf. Die autochthone Muskulatur, die Rückenstreckmuskulatur sowie die Rumpfmuskulatur sind noch nicht aktiv gekräftigt. Einige Säuglinge können den Kopf nicht nach beiden Seiten wenden und sind schief in der Kopfhaltung. Jede schiefe Haltung wird dann in der Senkrechten sowohl in der Halswirbelsäule als auch in den anderen Teilen der Wirbelsäule noch verstärkt. Drei bis vier Monate benötigt der Säugling bis er symmetrisch liegen und in Bauchlage den Kopf gut heben und drehen kann.

**Die autochthone Rückenstreckmuskulatur** wird erst aktiviert, wenn der Säugling den Kopf in der Mitte halten kann, gerade liegt und beide Arme und Beine vor dem Körper hält. Siehe Abbildung. Die autochthone

Muskulatur hat drei Zügel. Einer, der direkt von einem Wirbelsäulensegment zum nächsten zieht, der mittlere, der mehrere Wirbelsäulensegmente umfasst, und der dritte, der viele Segmente umschließt. Diese Muskulatur hat mehr Bindegewebeanteile und weniger Faszien, deshalb ist sie sehr fest und hält die segmental angelegte Wirbelsäule.

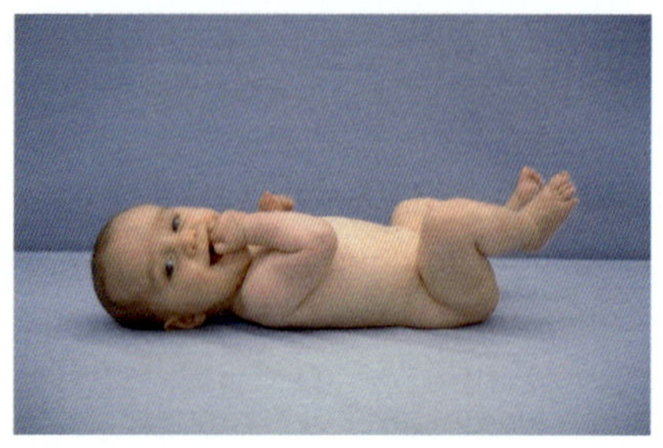

**Das Sitzmuster liegend.**

In diesem Bewegungsmuster spannt sich die vordere und hintere Muskulatur des Rumpfes, die Beckenbeugehaltung verschwindet, die Lendenwirbelsäule wird gestreckt, nun können sich die Hüftgelenke ausbilden. Der Rumpf liegt stabil, deshalb kann das Kind in den Schulter- und Hüftgelenken die wichtige Außendrehung trainieren.

Die Tragevorrichtung wird schon bei Neugeborenen empfohlen. Eltern tragen dann das Kind fast den ganzen Tag, auch wenn es schläft. Beim Schlafen ist aber der Grundtonus der Muskulatur herabgesetzt, das Kind hängt dann in dieser Vorrichtung.

Eine Tragehilfe wird die segmental angelegte Wirbelsäule in der Senkrechten nicht lange stabil halten können, der Schwerpunkt des Kindes liegt auf dem Gesäß. Die Wirbelsäule endet beim Steißbein, dass mit den Beckenschaufeln verbunden ist. Der Fachmann spricht vom Iliosacralgelenk. Dieses wird automatisch in der Senkrechten beim Gehen gestaucht. Beim Erwachsenen ist dies die empfindlichste Stelle bei Rückenschmerzen.

Es wird argumentiert, das Tragetuch sei gut für **die Hüftentwicklung**, da die Beine passiv abgespreizt werden. Die auf den ersten Blick erscheinende Abspreizung der Hüftgelenke im Neugeborenenalter ist allerdings verbunden mit einer primitiven Beckenbeugehaltung, die verschwinden muss, damit die Hüftgelenke zu Kugelgelenken werden können. Werden die Säuglinge in der starken Hockstellung getragen, geht man auf die Entwicklungsstufe der starken Beckenbeugehaltung des Neugeborenen zurück. Der Säugling verbleibt bei diesem Tragen in einer primitiven Haltung. Es entsteht ein Sitzbuckel, die Halswirbelsäule wird nicht gestützt, manche Köpfe hängen überstreckt nach hinten.

## Weitere Bewegungsentwicklung

In der Entwicklung hält der Säugling beide Beine gebeugt gegen die Schwerkraft und nimmt dann die Füße in den Mund. Dabei entlastet er die Lendenwirbelsäule und belastet die Halswirbelsäule und den Schultergürtelbereich. Dadurch wird die Halswirbelsäule gestreckt und die Lendenwirbelsäule gedehnt, die Hüftgelenke werden beweglich. Der Säugling ist dann 6/7 Monate alt. Diese Entwicklung findet in der senkrechten Haltung nicht statt. In der Tragevorrichtung wird genau der andere Weg provoziert. Der Kopf und die Halswirbelsäule werden nicht gestützt, wobei man weiß, dass der Kopf sehr schwer ist. Jegliche Asymmetrie in der Kopfhaltung wird in der Senkrechten verstärkt. Zudem wird das Iliosacralgelenk gestaucht, die Beckenbeugehaltung wird in der Tragevorrichtung noch mehr verstärkt. Das Kind kann in dieser Haltung nur auf der rechten und linken Seite etwas sehen, in der Mitte ist der Körper des Tragenden. Der wichtige Blickkontakt kann zur Bezugsperson nicht aufgenommen werden.

## Abhängigkeit

Säuglinge, die ständig getragen werden, gewöhnen sich an die senkrechte Haltung. Sobald man sie hinlegt, werden sie unruhig. Die Lage auf dem Boden ist Ihnen fremd und macht sie unsicher. Der enge Körperkontakt macht sie passiv, denn seine aktiven Bewegungen sind eingeschränkt, die Arm- und Beinbewegungen werden unterdrückt, sie werden abhängig vom Erwachsenen. Viele Kinder schlafen dann nur noch auf dem Arm der Eltern und sind auch nachts, wenn sie wach werden, auf den tragenden Arm angewiesen. Die psychische und physische Belastung für die Eltern bleibt dann auf Dauer nicht aus.

## Unbedenkliches Tragen

Selbstverständlich sollen Säuglinge getragen werden. Der Säugling verlangt danach. Eine Mutter soll, wie Emmi Pikler – eine Kinderärztin – es vorschlägt, das Kind behutsam hochnehmen, den Rücken stützen und, wie die Mütter es automatisch tun, die Beine abspreizen.

Wie lange und intensiv Eltern ihre Kinder tragen, ist jedem selbst überlassen und hängt sicherlich auch mit der jeweiligen Situation des Kindes und die der Eltern zusammen. Tragevorrichtungen stören beim Schmusen, Trösten etc., zumal sie nach Vorschrift getragen werden sollen. In dieser Vorrichtung ist kein Blickkontakt möglich, der in den ersten Monaten wesentlich zum Kennenlernen von Kind und Bezugsperson beiträgt.

Der Rumpf ist stabil, wenn das Kind sich vom Rücken auf den Bauch und vom Bauch auf den Rücken dreht und sich in Bauchlage rückwärts schiebt. Nun kann das Kind bedenkenlos getragen werden.

Man sollte aber beim Tragen bedenken, dass der Säugling sich gerne bewegt und nicht lange getragen werden will. Eine Bewegungsbeobachtung von Emmi Pikler zeigt, dass Kinder, die sich über das Krabbeln selbst hinsetzten, nicht länger als 10 Minuten auf der Stelle sitzen.

# Dank

Ohne die mir anvertrauten, in der Bewegung auffälligen Kinder, wäre dieses Buch nicht entstanden. Mit der Erfahrung jahrelanger Behandlungen vermittelten sie mir die wichtigen Voraussetzungen für die Bewegungsentwicklung. Diese Erkenntnisse sind Grundlage dieses Buches.

Außerdem danke ich meiner Lehrerin, Frau Primaria Dr. Margit Hochleitner, bei der ich grundlegende Erkenntnisse über die Entwicklungsneurologie von Säuglingen während eines halbjährigen Praktikums und bei einem Bobath-Kurs 1970 in Innsbruck erfahren habe.

Mein Dank gilt besonders Herrn Prof. Dr. Václav Vojta, bei dem ich die neurologischen Grundlagen der normalen Bewegungsentwicklung klar lernte, sodass daraus fundamentale Anregungen für dieses Buch entstanden. Mit dem Erlernen der Vojta-Methode 1977 wurde es mir ermöglicht, oftmals Kinder mit einer Bewegungsstörung zum Laufen zu verhelfen. Bei der Durchsicht der Abbildungen dieses Buches gab er mir hilfreiche Anregungen.

Für die zahlreichen Bilder danke ich allen Müttern, die mir über einen Zeitraum von drei Jahren ihre Säuglinge zum Fotografieren zur Verfügung stellten. Herzlich danken möchte ich meinem Vater, Herrn Prof. Dr. Theodor Hellbrügge, für seine Anregung, mich mit der Entwicklung von Säuglingen zu befassen, Behandlungsverläufe zu fotografieren und dieses Buch zu gestalten.

Danken möchte ich Herrn Dr. Harmut Bauer, dem ich einige Passagen zur fachlichen Korrektur senden durfte.

Zum Schluss danke ich meinen Schwestern Jutta und Monika, die geduldig Korrektur gelesen haben.

Mein Wunsch ist es, dass dieses Buch allen Kindern zu einer ungestörten normalen Bewegungsentwicklung verhilft.

*Barbara Zukunft-Huber*

**Literaturhinweise:**

*Ambühl-Stamm D.:* Früherkennung von Bewegungsstörungen beim Säugling, Urban & Fischer, München 1999

*Avalle C., Schmid R. G.*: Die Entwicklung der Aufrichtung in der Bauchlage bis zum 6. Lebensmonat. „der kinderarzt" 14, Nr. 1, S. 22–24, 1983

*Avalle C., Schmid R. G.*: Die Entwicklung in der Rückenlage der Spontanmotorik bis zum 6. Lebensmonat. „der kinderarzt", 14, Nr. 2, S 141–146, 1983

*Avalle C., Schmid R. G.*: Die Entwicklung der Fortbewegung in der zweiten Hälfte des Säuglingsalters. „der kinderarzt" 14, Nr. 3, S. 275–280, 1983

*Avalle C., Kindermann E., Schmid R. G,. Coburger A.* : Hautreflexe im Säuglingsalter. „der kinderarzt" 15, Nr. 1, S. 21–25, 1984

*Avalle C., Schmid R. G*:. Serienphotographische Darstellung der orofazialen Reflexe im Säuglingsalter. „der kinderarzt", Nr. 2, S. 181–183, 1984

*Bauer H.*: Das symptomatische Risikokind von der Zustandsbeschreibung zur Differentialdiagnose einer Entwicklungsstörung. „Krankengymnastik" 41, Nr. 1, S. 1105–1119, 1989

*Bayley N*: The development of motor abilities during the first three years. Society for research in child development national council Washington. D. C., 1935 Kraus reprint Co., Milwood New York 1976

*Bobath B.*: Die motorische Entwicklung bei Zerebralparesen. 3. Aufl., Thieme, Stuttgart 1989

*Brandt I.*: Griffiths' Entwicklungsskalen, (GES), Beltz-Verlag, Weinheim und Basel, 1983

*Cordes J CH., Arnold W., Zeibig B.*: Physiotherapie. Verl. Gesundheit GmbH, Berlin 1990

*Enders A.*: Muskelhypotonie im frühen Kindesalter, Kinderärztliche Praxis, Nr. 8, Kirchheim-Verlag, Mainz 2003

*Ernst W.*: Grundlagen der Neurokinesiologische Diagnostik nach Vojta, 1988

*Ernst B.*: Grundsätze der neuromotorischen und psychologischen Entwicklungsdiagnostik. Enke, Stuttgart, 1983

*Ernst W. K.*: Horizontale Seithängereaktion nach Collis und psychomotorische Entwicklung. „der kinderarzt", 19, Nr. 10, S. 1299–1304, 1988

*Ernst W. K.*: Vertikale Hängereaktion nach Collis und psychomotorische Entwicklung. „der kinderarzt" 12, Nr. 12. S. 1771–1777, 1989

*Feldkamp M, Matthiaß H. H.*: Diagnose der infantilen Zerebralparese im Säuglings- und Kindesalter. Thieme, Stuttgart 1989

*Feldkamp M, von Aufschnaiter D, Goyke M., Baumann J. U., Danielcik I.*: Krankengymnastische Behandlung der infantilen Zerebralparese. Pflaum, München 1989

*Flehmig I.*: Normale Entwicklung des Säuglings und ihre Abweichungen. 2. Aufl., Thieme, Stuttgart 1983

*Frankenburg W. K., Thorton S. M., Chord M. E.*: Entwicklungsdiagnostik bei Kindern. Thieme, Stuttgart 1986

*Garliner D.*: Myofunktionelle Diagnose und Therapie der gestörten Gesichtsmuskulatur. Zahnärztlich-Medizinisches Schrifttum – München 1980

*Griffiths R. Brandt, I.*: Griffiths Entwicklungsskalen zur Beurteilung der Entwicklung in den ersten beiden Lebensjahren. Beltz. Weinheim. Basel 1983

*Harrington Carmel et al., eBioMedicine*: Die Studie ist im Fachmagazin „The Lancet eBioMedicine" erschienen. 2022

*Hellbrügge Th., Lajosi F., Menara D., Schamberger R., Rautenstrauch T.*: Die Münchner Funktionelle Entwicklungsdiagnostik, (MFED) Urban & Schwarzenberg, München, Wien Baltimore 1978

*Hellbrügge Th., Döring G.*: Das Kind von 0 bis 6. mvg moderne Verlags GmbH, München, S. 201, 249–255, 1986

*Hellbrügge Th., Mitarb.*: Fortschritte der Sozialpädiatrie 8. Screening- und Vorsorgeuntersuchungen im Kindesalter. Hansisches Verlagskontor, Lübeck 1985

*Karch D., Michaelis R., Rennen-Allhoff B., Schlack H. G.*: Normale und gestörte Entwicklung, Springer-Verlag, 1989

*Kiphard E. J.*: Wie weit ist mein Kind entwickelt? modernes lernen, Dortmund, 1987

*Koch A.*: Die sensorische Entwicklung unter spezieller Berücksichtigung der Spielentwicklung. KG-intern 8, Nr. 1, S. 37–40, 1990

*Largo R.*: 2000, Kindliche Entwicklung und psychosoziale Umwelt

*Maier E.*: Uber 1000 Ärzte empfehlen Lauflernschuhe? „der kinderarzt" 15, Nr. 10, S. 1308–1310, 1984

*Maier E.*: 25 Jahre Kinderschuhreform: Was wurde erreicht? Sozialpädiatrie, 11, Nr. 10, S. 712–717, 1989

*Mau H., Gabe I.*: Die sogenannte Säuglingsskoliose und ihre krankengymnastische Behandlung. Thieme-Verlag, Stuttgart 1981

*Michaelis R., Niemann G., 1995*: Entwicklungsneurologie und Neuropädiatrie, Hippokrates

*Piaget J., Inhelder B.*: Die Psychologie des Kindes. dtv, Klett-Cotta, Stuttgart, 1980

*Piaget J., Fatke R.*: Meine Theorie der geistigen Entwicklung. Kindler, München 1981

*Pikler, E.*: Grundlegende Körperlagen und Bewegungen bei Säuglingen und Kleinkindern. „der kinderarzt", 1, Nrs. 3–8: S. 347–351, 503–504, 673–675, 812–820, 967–968, 1089–1091, 1980

*Pikler E.*: Laßt mir Zeit. Pflaum, München 1988, 1994

*Schlack H. G.*: Sozialpädiatrie (2. Auflage), Urban & Fischer, München 7-25

*Schmid R. G.*: Zur Entwicklung des Greifens im Säuglingsalter. „der kinderarzt" 16, Nr. 4, S. 505–510, 1985

*Schmid R. G., Lensing D., Avalle C., Kostantopoulos G, Schmid K.*: Neurologische Befunde bei der Zerebralparese im Säuglings- und Kleinkindesalter. „kinderarzt" 16, Nr. 1. S. 22–30, 1985

*Schulz P., Jakobeit M.*: Videokompendium kinderneurologische Untersuchungen, Thieme-Verlag 2013

*Uzgiris I. C., Hunt J McV.*: Skalen der sensomotorischen Entwicklung. University Park Press 1980. Deutsche Bearbeitung 1986, Beltz Test GmbH, Weinheim

*Vojta V., Peters A.*: Das Vojta Prinzip, Springer-Verlag, Heidelberg 1996

*Vojta V., zitiert als Vojta*: Die cerebralen Bewegungsstörungen im Säuglingsalter. Enke, Stuttgart, 1984, 2004 Thieme, Stuttgart

*Vojta V., Schweizer*: Das erste Lebensjahr. Hängeplakat, Hansisches Verlagskontor, Lübeck, Ende der 70er Jahre (Vojta)

*Vojta V*:. Die posturale Ontogenese als Basis der Entwicklungsdiagnostik. „der kinderarzt", 20, Nr. 5, S. 669–764, 1989

*Vojta V., Schweizer E.* : Die Entdeckung der idealen Motorik, Pflaum-Verlag, München 2009

*Wassermeyer D., Vojta V.*: Aufgaben des Therapeuten bei der Krankengymnastik des symptomatischen Risikokindes nach Vojta. „Krankengymnastik" 41, Nr. 3, S. 1120–1130, 1989

*Zukunft-Huber B.*: Moderne Säuglingsgymnastik. Trias, Thieme, Hippokrates, Enke, Stuttgart 1982, 1989

*Zukunft-Huber B.*: 2009. Baby-Gymnastik So unterstützen Sie Ihr Kind, Trias-Verlag

*Zukunft-Huber B.*: 1990, 2010: Die ungestörte Entwicklung des Säuglings, Trias-Verlag, Stuttgart

*Zukunft-Huber B.*: Neue Gesichtspunkte zur Bewegungsentwicklung. Krankengymnastik, 42, Nr. 3, S 282–285, 1990: zitiert als Vorwort

*Zukunft-Huber B.*: Wissenswertes über Babygeräte. „der kinderarzt", 13, Nr. 6, S. 897–899 u. Nr. 7, S. 1076–1081, 1982 205

*Zukunft-Huber B*: Schoßfüttern. „der kinderarzt", 10, Nr. 11, S. 1658–1659, 1979

*Zukunft-Huber B*: Meilensteine der normalen Bewegungsentwicklung und ihre Alarmzeichen für Fehlhaltungen im ersten Lebensjahr, Hängeplakat für die Praxen, Max-Schmidt-Römhild-Verlag, 2011

*Zukunft-Huber B.*: Störfaktoren der gesunden Bewegungsentwicklung im ersten Lebensjahr, Hängeplakat für die Praxen, Max-Schmidt-Römhild-Verlag, Lübeck 2011

*Zukunft-Huber B.*: Säuglingsgymnastik für das erste halbe Jahr. Hängeplakat für die Praxis, Max-Schmidt-Römhild-Verlag, 2011

*Zukunft-Huber B.*: Physiotherapeutische Behandlung bei Plagiozephalus. Frühzeitige Therapie ist empfehlenswert. pt_Zeitschrift für Physiotherapeuten 64, 7/2012

*Zukunft-Huber B.*: Übertherapie durch das motorische Grenzsteinkonzept des Sitzens? Diskussion anhand eines Fallbeispiels, Praxis Physiotherapie 2/2012

*Zukunft-Huber B.*: Dreidimensionale, manuelle Fußtherapie. Sozialpädiatrie 15, Nr. 8/S. 464-468, 9/1993, S. 518–521, Verlag Kirchheim, Mainz

*Zukunft-Huber B.*: Der kleine Fuß ganz groß. Elsevier-Verlag, München, 2022, 4. Auflage

*Zukunft-Huber B.*: Gefahren der Seitenlage im ersten Trimenon. Sozialpädiatrie 15, Nr. 5/93, 298–301, 1993 Verlag Kirchheim, Mainz

*Zukunft-Huber B.*: Das genetisch verankerte Entwicklungsmodell. Krankengymnastik 48, Nr. 4/1996, S. 485–517, Richard Pflaum, München

*Zukunft-Huber B.*: „Eine Bildergeschichte". Krankengymnastik, 49, Nr. 9/1997, S. 1568–1571, Richard Pflaum, München

*Zukunft-Huber B.*: „Dokumentation des Behandlungsverlaufes bei einem Kind mit spastischer Diparese und Arthrogryposis nach der Vojta-Methode". Video Mobil, Nr. 826/001, München 1997

*Zukunft-Huber B.*: „Dokumentation des Behandlungsverlaufes bei einem Kind mit Meningomyelocele und Erb-Duchenne und ZKS mit spastischer und skoliotischer Entwicklung nach der Vojta-Methode". Video Mobil, Nr. 826/02, München 1997

*Zukunft-Huber B.*: Physiotherapie bei neurologisch bedingten Bewegungsstörungen im Kindesalter, Behandlungsverlauf eines Kindes mit bestehender spastischer Diparese von achtzehn Monaten, 1. und 2. Teil, pt Zeitschrift für Physiotherapeuten 60/61, 12 und 1, 1368–1373, 67–71 (2008/2009)

*Zukunft-Huber B.*: Physiotherapie bei neurologisch bedingten Bewegungsstörungen im Kindesalter, Behandlungsverlauf der Stand- und Laufentwicklung eines Jungen mit spastischer Diparese bis zum Alter von 6 Jahren, pt Zeitschrift für Physiotherapeuten 60, 7, 894–901 (2008)

*Zukunft-Huber B.*: Physiotherapie bei neurologisch bedingten Bewegungsstörungen im Kindesalter, Behandlungsverlauf eines Kindes mit spastischer Tetraspastik bei hypotonem Grundtonus, pt Zeitschrift für Physiotherapeuten 61, 12, 1118–1123 (2009)

*Zukunft-Huber B.*: Kombinierte Klumpfußbehandlung, Behandlung nach Ponseti-Eingriff mit anschließender dreidimensionaler, manueller Fußtherapie bei Unverträglichkeit der Abduktionsschiene, pt Zeitschrift für Physiotherapeuten 62 4, 52–56 (2010)

*Zukunft-Huber B.*: Physiotherapie bei neurologisch bedingten Bewegungsstörungen im Kindesalter, Behandlungsverlauf eines Kindes bei hypotonem Grundtonus, pt Zeitschrift für Physiotherapeuten 62, 12. 44–50 (2010)

*Zukunft-Huber B.*: Physiotherapie bei neurologisch bedingten Bewegungsstörungen im Kindesalter, Behandlungsverlauf eines Kindes mit Hypotonie und mentaler Beeinträchtigung, pt Zeitschrift für Physiotherapeuten 63, 1, 49–53, (2011)

*Zukunft-Huber B.*: Physiotherapie bei neurologisch bedingten Bewegungsstörungen im Kindesalter, Zwei Behandlungsverläufe mit unterschiedlichem Therapiebeginn, pt Zeitschrift für Physiotherapeuten 63, 4, 50–56 (2011)

*Zukunft-Huber B.*: Physiotherapie bei neurologisch bedingten Bewegungsstörungen im Kindesalter, Behandlungsverlauf eines Kindes mit Prader-Willi-Syndrom (PWS), pt Zeitschrift für Physiotherapeuten 63,7, 59–65 (2011)

*Zukunft-Huber, B.*: Physiotherapie bei neurologisch bedingten Bewegungsstörungen im Kindesalter, Behandlungsverlauf eines Frühmangelgeborenen über 11 Jahre, pt Zeitschrift für Physiotherapeuten 60, 4, 435–448

*Zukunft-Huber B.*: (2011) Physiotherapie bei neurologisch bedingten Bewegungsstörungen im Kindesalter bei Arthrogryposis multiplex congenita und Klumpfüßen, pt Zeitschrift für Physiotherapeuten 63, 10 S. 60–65

*Zukunft-Huber B.*: 2008, 2009, Physiotherapie bei neurologisch bedingten Bewegungsstörungen im Kindesalter, pt. 60, 4, S. 435–448, pt, 60, 7, S. 894–901, pt, 60, 12, S. 1368–1373 und 2009 pt 61,1, S. 67–71

*Zukunft-Huber B.*: 2008. Physiotherapeutischer Untersuchungsbogen zur Bewegungsentwicklung im ersten Lebensjahr, Teil 1: Untersuchung in Rückenlage, pt 60, 2 S. 213-221 und 2. Teil: Untersuchung in Bauchlage, pt 60,3, S. 342–346

*Zukunft-Huber B.*: 2010, „Muss Sitzen geübt werden", pt Zeitschrift für Physiotherapeuten 62/7, S. 52–57 (pt Zeitschrift für Physiotherapeuten 62 [2010] 7 53)